John Brooks

Das Auto steht an der Brücke

Es tut mir leid

John Brooks

Das Auto steht an der Brücke. Es tut mir leid

Ein Vater versucht, den Selbstmord seiner Tochter zu verstehen

Aus dem Amerikanischen von Wolfgang Seidel

BELTZ

Titel der amerikanischen Originalausgabe: »The Girl Behind the Door. A Father's Quest to Understand His Daughter's Suicide«
Die Originalausgabe erschien erstmals 2016 bei Scribner. A Division of Simon & Schuster, Inc.

Dieses Buch ist auch als E-Book erhältlich:
ISBN 978-3-407-86418-5

FSC www.fsc.org
MIX
Papier aus verantwortungsvollen Quellen
FSC® C089473

www.beltz.de

Umschlaggestaltung: www.anjagrimmgestaltung.de (Gestaltung), www.stephanengelke.de (Beratung)
Lektorat: Ulrike Ebenritter
Layout, Satz und Herstellung: Antje Birkholz
Druck und Bindung: Beltz Bad Langensalza GmbH, Bad Langensalza
Printed in Germany
ISBN 978-3-407-86416-1

All I know she sang a little while
and then flew on …

»Birdsong« von The Grateful Dead,
zur Erinnerung an Janis Joplin

EINS

Wegen des Feiertags zum Gedenken an Martin Luther King am Montag begann die Schule erst wieder am Dienstag, den 29. Januar. Es war ein düsterer, stürmischer und nasskalter Morgen; eine für die Bay Area rund um San Francisco im Winter typische Wetterlage. Mein Wecker läutete um sechs Uhr, aber ich war viel zu träge, um gleich aufzustehen. Lieber kuschelte ich mich noch mal unter die dicke Daunendecke, zumal ich ziemlich unruhig geschlafen hatte. Ich öffnete ein Auge und blinzelte herum, doch ohne Brille konnte ich Erika neben mir nur als verschwommene Gestalt wahrnehmen. Sie schlief noch ganz fest, ihre dunklen, schulterlangen Haare lagen wirr durcheinander, ihr Gesicht tief in ihrem hypoallergenen Kissen versunken. Wegen ihrer verstopften Nase röchelte sie ein bisschen, aber völlig gleichmäßig.

Ich schloss die Augen und rollte mich auf die andere Seite. Eine halbe Stunde wollte ich mir noch gönnen, dann musste ich aber wirklich aufstehen. Es dauerte nur ein paar Sekunden, dann versank ich schon in einem Minitraum und befand mich in einem alten Herrenhaus oder einer Art Schloss in einem Gewirr von Fluren und Gängen, wo ich versuchte, den Ausgang zu finden; ich wollte raus da und nach Hause. Deswegen probierte ich viele dieser Korridore aus, verhedderte mich aber immer mehr. Ich wollte um Hilfe rufen, brachte aber keinen Ton heraus.

Dann öffnete ich blinzelnd die Augen.

Ich schielte zu der rötlich schimmernden Zeitanzeige auf dem Display des Weckers. Inzwischen war es 6 Uhr 35 und ich war schon spät dran. Ich richtete mich im Bett auf, setzte die Brille auf und sah mich im Raum um. Igor, unser Hund, war in erster Linie an seinen ausgestreckten Beinen vor dem Bett zu erkennen. Die sehnigen Hinterläufe des Windhundes lagen auf seiner Liegematte, aber die Vorderläufe und der schlanke Kopf ragten auf den Boden vor. Er öffnete eines seiner beiden Augen und verfolgte jede meiner Bewegungen, während ich allmählich zu mir kam. Mit seiner langen, spitzen Schnauze, den weichen, knuffigen Ohren und seinem staunenden Blick wirkte er immer freundlich und aufmerksam.

Wir hatten Igor in unserem Schlafzimmer einquartiert, weil Casey in ihrem Zimmer allein bleiben sollte. Während der vergangenen Tage war zwischen uns immer wieder ein hässlicher Streit aufgeflammt, was uns allen schwer zu schaffen machte. Schon die ganze letzte Woche über hatten wir sie wegen ihres völlig respektlosen Verhaltens auf ihr Zimmer verbannt, denn sie hatte fast nur noch die übelsten Kraftausdrücke von sich gegeben; ständig mussten wir uns ihre Beschimpfungen anhören. Eine dieser Machtproben zwischen einem zornigen Teenager und seinen Eltern, wie sie häufig vorkommen.

Ich verließ das Schlafzimmer und ging die Treppe in die Diele hinunter, von wo aus sich linker Hand unser Wohnbereich auftat: Wie in einem großen Loft gingen hier Wohnen, Essen und Kochen ineinander über. Wenn man die Treppe hinunterkam, lag die Diele wie ein T vor einem. Am oberen linken Ende des T zweigte mein Arbeitszimmer ab, nach rechts ging es in Caseys Zimmer mit eigenem Bad. Dort, wo die beiden Trakte zusammenstießen, hing ein riesiges Keith-Haring-Poster mit seinen typischen, von Graffiti inspirierten Strichmännchen-Figuren.

Normalerweise biege ich morgens als Erstes nach links Richtung Küchenzeile ab, aber heute ging ich gleich zu Caseys Zimmer und blieb vor der Tür stehen, beziehungsweise vor dem, was davon übrig geblieben war. Seit ihrer Kindheit hatte Casey an regelrechten Tobsuchtsanfällen gelitten und rastete beim geringsten Anlass aus. Ein regelmäßiges Opfer ihres Schreiens, Wütens und Tobens war jene Tür, auf die sie erbarmungslos eindrosch, bis diese im wahrsten Sinne des Wortes aus den Fugen gegangen war. Ich hatte mir geschworen, die Tür erst dann zu ersetzen, wenn Casey aufs College ging; in einem Dreivierteljahr, im September, sollte es so weit sein.

Ich horchte an der Tür und konnte von drinnen ein wenig Musik hören. Es klang schwach und blechern wie aus dem Lautsprecher eines Kinderspielzeugs. Vorsichtig klopfte ich an. Sollte ich es ihr durchgehen lassen, dass sie am Ende zu spät in die Schule kam, was nur für zusätzlichen Ärger sorgen würde? Auf keinen Fall. Das wollte ich mir sparen, die angespannte Situation auch noch dadurch aufzuheizen, dass Casey sich aus reinem Trotz verspätete. In Redwood High begann der Unterricht um acht Uhr. Wenn Casey jetzt aufstand, konnte ich sie ohne Weiteres auf meinem Weg zur Arbeit dort absetzen.

»Casey? Bist du schon auf?«

Keine Antwort.

Ich öffnete die Tür einen Spalt weit und spähte ins Zimmer. Der abgedunkelte Raum wirkte auf den ersten Blick vergleichsweise aufgeräumt. Natürlich war der blaugraue Teppichboden wie üblich übersät mit allerlei Flecken von Essensresten, übergeschwapptem Kaffee und Spuren von Igor. Aber Caseys Klamotten lagen ordentlich zusammengefaltet auf dem kreisrunden Rattanstuhl in der Ecke und ihr Bett war gemacht.

Der Radiowecker auf dem Nachttisch war auf den örtlichen

Hip-Hop-Sender eingestellt. Der nervtötende Beat des ewigen Gangster-Rap ratterte leise aus dem kleinen, billigen Plastiklautsprecher. Die rötliche Zeitanzeige blinkte immer wieder auf 5:00. Das war merkwürdig. Was sollte sie um fünf Uhr früh vorgehabt haben?

Mich beschlich ein komisches Gefühl. Als Erstes schaltete ich das Radio ab und ging quer durchs Erdgeschoss in unseren Wohnbereich. Als ich gestern Abend ins Bett ging, hatte Casey auf der roten Ledercouch gelümmelt, America's Next Top Model geschaut und gleichzeitig mit einer sonderbaren wütenden Inbrunst auf ihren Laptop eingehämmert; wahrscheinlich chattete sie mit einer Freundin. Jetzt, in der grauen Dämmerung dieses Wintermorgens, fand ich das Sofa leer. Die Fernbedienung lag auf dem Fußboden, auf dem Couchtisch stand eine offene Dose Diät-Limo, wie immer ohne Untersetzer.

Als Nächstes sah ich in meinem Arbeitszimmer nach. Manchmal war Casey dort auf dem Futonbett eingeschlafen. Fehlanzeige.

Nun war ich doch beunruhigt und mein Herz schlug schneller. Ich lief zurück und quer durch unseren Wohnbereich zur Haustür. Die Straße vor dem Haus lag immer noch im Dunkeln, obwohl man im Licht der Straßenbeleuchtung erkennen konnte, dass es geregnet hatte; die Fahrbahn war noch nass. Hier hatte ich am Abend zuvor den Saab abgestellt.

Er war nicht mehr da.

Ich war instinktiv sehr verärgert. Wie sollte ich nun zur Arbeit kommen? Erika benötigte nämlich unser Familienauto, um ihrerseits zur Arbeit zu kommen. Erst nach dieser unwillkürlichen Reaktion dämmerte es mir, was diese Art von Caseys Verschwinden bedeuten könnte, und ich bekam es mit der Angst zu tun. Zwar war es durchaus nicht ungewöhnlich, dass Casey plötzlich nach draußen stürmte und in der Nachbarschaft herumstrich, um eine Zigarette zu rauchen, oder mit ihren Freunden via Handy ablästerte. Aber so etwas war noch nie vorgekommen. Noch nie war Casey so früh aufgestanden und sie hatte auch noch nie meinen Wagen genommen.

Ich rannte zurück in ihr Zimmer. Im Dämmerlicht dort fiel mir ein Spiralblock mit dickem weißem Pergamentpapier ins Auge, wie man es für Aquarelle benutzt. Obenauf hatte Casey in ihrer winzigen, aber präzise lesbaren Handschrift mit den leicht von links nach rechts abfallenden Zeilen, wie es für Linkshänder typisch ist, mit grüner Tinte eine kurze Nachricht hinterlassen:

Das Auto steht an der Brücke. Es tut mir leid

Ich erstarrte, als ich das Wort »Brücke« las. Ich konnte es regelrecht spüren, wie ich bleich wurde, und es verschlug mir fast den Atem.

Ich lief in unser Schlafzimmer hinauf. Erika war unter der Bettdecke und einem Haufen Kissen fast nicht zu erkennen. Sacht rüttelte ich an ihrem Arm. »Darling, wach auf.« Ich musste mich zusammenreißen, um nicht zu panisch zu klingen. »Mit Casey stimmt etwas nicht.«

»Wie? Was ist denn los?« Erika hob den Kopf; sie wirkte sowohl verwirrt als auch erschrocken. Sie hatte ein T-Shirt und Pyjamahosen an und trug Bettsöckchen, denn sie hatte immer kalte Füße.

»Sie ist nicht in ihrem Zimmer und der Wagen ist weg.«

Erika stieß die Bettdecke von sich und tastete auf dem Nachttisch nach ihrer Brille. Igor sprang von seiner Hundematte auf, stand mit zitternden Flanken da und beobachtete uns mit ängstlichem Blick.

»Vielleicht ist sie bei einer Freundin«, meinte Erika und war noch dabei, die Bedeutung meiner Worte vollends zu erfassen.

»Darling, das hier hat sie dagelassen.« Meine Hand zitterte, als ich ihr den Zettel gab.

»Um Himmels willen! Das kann doch nicht wahr sein!« Erikas Gesicht spiegelte blankes Entsetzen. Ich griff nach dem Telefonhörer auf dem Nachttisch. Inzwischen war es 6 Uhr 40. Vor zehn Minuten war ich aufgestanden.

»Neun-eins-eins, Notfalltelefon. Was für ein Problem haben Sie?«

Hastig spuckte ich die Worte aus.

»Mein Name ist John Brooks. Ich wohne in Tiburon, Claire Way Nummer fünfzehn. Meine Tochter Casey ist verschwunden. Sie hat eine Nachricht hinterlassen, auf der steht, dass sie meinen Wagen auf dem Parkplatz an der Golden Gate Bridge abstellt.«

»Okay, Sir. Bitte beruhigen Sie sich. Um was für einen Wagen handelt es sich?«

»Ein roter Saab 9-3, Baujahr 1999.«

»Der Parkplatz an der Golden Gate Bridge, sagten Sie?«

»Ja. Ich denke, sie meinte den Parkplatz in Fahrtrichtung Süden am Ufer von Marin County.«

»Können Sie mir eine Beschreibung Ihrer Tochter geben? Wissen Sie, was sie anhatte?«

»Sie ist siebzehn Jahre alt, ungefähr eins fünfundsechzig groß, schlank und hat schulterlange, braune Haare. Was sie angehabt hat, weiß ich nicht.«

»Wann haben Sie sie zuletzt gesehen, Sir?«

Mir kam wieder der Anblick von gestern Abend in den Sinn, wie Casey auf dem Sofa lümmelte und mich, so gut es ging, ignorierte.

Meine Güte – war das eine Reaktion auf unseren Streit am Wochenende?

»Bei uns zu Hause, gegen halb elf gestern Abend.«

»In Ordnung, Sir. Sie sollten jetzt bleiben, wo Sie sind. Ein Beamter wird in wenigen Minuten bei der Brücke sein. Wir setzen uns mit der Golden Gate Bridge Patrol in Verbindung, außerdem mit der California Highway Patrol CHP, um den Standort Ihres Fahrzeugs ausfindig zu machen.«

Ich legte auf, fassungslos und irgendwie benommen. Erika und ich sahen einander ratlos an. Gleichzeitig waren wir voller Angst und unfähig, uns zu konzentrieren. Ich saß auf der Bettkante und starrte das Foto auf meiner Wäschekommode an. Es handelte sich um Caseys offizielles Schulfoto aus der achten Klasse. Sie trug ein weißes Cocktailkleidchen mit roten Säumen, was ihren nackten Hals und ihre Schultern betonte. Die Haare, damals blond, waren nach hinten gekämmt und Casey hatte ihre Zahnspange abgenommen. Die haselnussbraunen Augen waren mit Mascara und Eyeliner umrahmt. Ihr Lächeln war ein bisschen schüchtern, aber auf mich wirkte sie umwerfend.

Denk lieber nach, verdammt!

Ich lief in Caseys Zimmer zurück, um nach ihrem Mobiltelefon zu suchen. Ihre Freunde oder Freundinnen würden sicher wissen, wo sie war. Aber es war erst Viertel vor sieben, zu früh, um bei einem von ihnen anzurufen. Sie wären garantiert stinksauer auf mich, wenn ich sie so früh aus dem Bett klingelte und wegen so etwas aufscheuchte, vor allem, wenn sich hinterher herausstellte, dass alles nur falscher Alarm war. Ich sah mich weiter in Caseys Zimmer um.

Ihr Telefon hatte sie offensichtlich mitgenommen, ebenso ihre Geldbörse und ihre kleine Handtasche; nicht die teure von Marc Jacobs, die wir letztes Jahr an ihrem siebzehnten Geburtstag gemeinsam in New York gekauft hatten, sondern die billige für den Alltag. Ich lief zurück ins Wohnzimmer. Erika hatte sich inzwischen Jeans und ein Sweatshirt angezogen und tigerte vor der Küchenzeile auf und ab.

»Darling, ich versuche jetzt als Erstes, Casey auf ihrem Handy zu erreichen.« Erika blickte mich völlig unfokussiert an.

Die Sprecherin auf der Mailbox sprach den Standardsatz »Bitte hinterlassen Sie eine Nachricht für …« – und dann kam Caseys eigene Stimme: »Quasey.« Das war der Spitzname, den ihre Freunde ihr verpasst hatten, in Anspielung auf Quasimodo, den Glöckner von Notre-Dame, und bezog sich auf Caseys nachlässige Körperhaltung; auch wenn die meisten jungen Leute genauso krumm durchs Leben gingen.

»Casey, hier ist Dad. Ich hoffe, du hast dein Handy bei dir. Wo steckst du? Wir haben deine Nachricht gefunden. Ruf mich bitte so schnell wie möglich zurück. Die Polizei sucht schon nach dir.« Ich hielt einen Moment inne. »Schatz, wir lieben dich.« Noch ein Moment des Innehaltens, dann drückte ich den Aus-Knopf. Mehr fiel mir nicht ein.

Um 6 Uhr 50 läutete es an der Haustür. Als ich öffnete, stand ein Polizist vor der Tür. Auf der Straße hinter ihm parkte sein blau-weiß lackiertes Einsatzfahrzeug. Ein junger Mann, Ende zwanzig, durchschnittlich groß, von kräftiger Statur, seine blonden Haare waren ziemlich kurz geschoren wie beim Militär. Igor tauchte auf und schnüffelte an der Uniformhose.

»Mr Brooks? Ich bin Officer Gilbreath.« Irgendwie kam er mir bekannt vor.

Im Wohnzimmer wiederholten Erika und ich in aller Kürze, was sich in den letzten zwanzig Minuten ereignet hatte. Die Miene des jungen Polizisten verdüsterte sich dabei. Er bat darum, einen Blick in Caseys Zimmer werfen zu dürfen. Ich führte ihn hin und hoffte, dass er bei der ruinierten Tür nicht allzu genau hinschauen würde. Der Officer sah sich kurz im Zimmer um, fand aber anscheinend auch nichts, was weitergeholfen hätte. Aus seinem Funkgerät tönte eine kaum verständliche Stimme, auf die er gar nicht achtete.

»Officer, wissen Sie schon, was mit meinem Wagen an der Brücke los ist?«, fragte ich. Durch meinen Kopf schwirrten die unterschiedlichsten Gedanken. »Wir wollen unbedingt dorthin.«

Er überlegte einen Augenblick. »Okay. Wohnen Nachbarn oder Freunde von Ihnen in der Nähe, die ich kontaktieren kann?«

Ich deutete auf das Haus nebenan. »Dort wohnen Jerry und Laura. Normalerweise sind sie um diese Uhrzeit da.«

Ich musste noch mal ins Bad, bevor wir uns auf den Weg machten. Als ich mir rasch das Gesicht wusch, betrachtete ich mich im Spiegel. Wer mir da entgegenstarrte, sah aus wie jemand, der gerade aus einer psychiatrischen Anstalt ausgebrochen war – meine Haare waren so zerzaust, dass man meinen könnte, ich hätte eine Frankenstein-Perücke auf dem Kopf, dazu kamen meine blutunterlaufenen Augen und die geschwollenen Augenlider; jede kleine Schwachstelle wirkte überbetont. Zurück im Wohnbereich gab ich Gilbreath meine Mobilnummer, dann hasteten Erika und ich zur Haustür. Wir kletterten rasch in den Cherokee und machten uns auf die etwa zwölf Kilometer lange Fahrt über den Freeway 101 zur Golden Gate Bridge.

Mittlerweile war es 7 Uhr 10, wir befanden uns mitten in der morgendlichen Rushhour. Während der Fahrt warf ich hin und wieder einen Seitenblick auf die anderen Leute in ihren BMWs, Mercedes und Jaguars um uns herum. Die übliche morgendliche Fahrt zur Arbeit nach San Francisco. Den ausdruckslosen Mienen der Leute zufolge war alles so wie immer.

Das verschaffte mir für einen Moment ein Gefühl der Erleichterung. Wahrscheinlich war Casey zu irgendwelchen Freunden gefahren und würde bald wieder auftauchen oder sich melden und sich dafür entschuldigen, dass sie das Auto genommen hatte. Oder sie hatte einfach die verrückte Idee, zur Brücke zu fahren, und war inzwischen schon auf dem Weg zurück.

Wir fuhren aus dem Waldo-Tunnel heraus, der durch den schmalen Höhenzug der Marine Headlands führte, und sahen die Brücke vor uns liegen. Der untere Teil war in dichten Nebel gehüllt, sodass man die Bucht und die Innenstadt im Hintergrund nur erahnen konnte – ein Anblick wie auf jedem x-beliebigen Tourismusplakat von San Francisco. Normalerweise war diese Aussicht das Highlight meiner morgendlichen Fahrt hinüber in San Franciscos Bankenviertel in der Innenstadt. Aber an diesem Wintermorgen wirkte die in Nebel gehüllte Brücke kalt und bedrohlich.

Wir bogen um 7 Uhr 20 auf den Parkplatz am Nordende der Brücke ein – und da stand er auch schon, mein dunkelroter Saab; daneben ein schwarz lackierter Einsatzwagen der California Highway Patrol mit laufendem Motor. Verblüfft starrten wir beide auf den Saab und das Polizeiauto, als ich den Motor abstellte. Casey war tatsächlich zur Brücke gefahren.

Erika und ich stiegen aus. Der Mann von der Highway Patrol stieg ebenfalls aus seinem Wagen. »Mr und Mrs Brooks? Ich bin Inspector Shipman.«

Meine Gedanken überschlugen sich. »Inspector, wissen Sie, ob jemand meine Tochter gesehen hat?«

»Ich bin seit etwa zwanzig Minuten hier«, antwortete Shipman. »Da war die Motorhaube noch warm, also steht Ihr Wagen noch nicht so lange hier.«

»Wird schon etwas unternommen?« Erikas Stimmlage war ungewöhnlich hoch, sie klang sehr gepresst.

Shipman blieb ruhig und gelassen, fast geschäftsmäßig. »Mrs Brooks, wir haben eine allgemeine Fahndungsausschreibung nach einer jugendlichen Person rausgeschickt. Die US Park Police, die Küstenwache, die Brückenüberwachung und die CHP sind alle informiert und angewiesen, nach Ihrer Tochter Ausschau zu halten.«

Die Türen des Saab waren verschlossen, also öffnete ich sie als Erstes mit meiner Fernbedienung. Caseys brandneues iPhone – ein Weihnachtsgeschenk von meiner Mutter – und ein Feuerzeug lagen auf dem Beifahrersitz. Ein Päckchen Camel Lights steckte in der Mittelkonsole. Caseys Raucherei war mir immer schon auf die Nerven gegangen.

Ihre kleine Handtasche lag auf dem Wagenboden vor dem Beifahrersitz. Ich stülpte sie um und leerte den kompletten Inhalt kurzerhand auf den Sitz. Da lagen ihre Geldbörse, Make-up, ein Lippenstift, Kleenex, eine Packung Orbit-Kaugummi, einige unbeschriebene Notizzettel, Streichhölzer, ein wenig Kleingeld – nichts, was uns im Moment hätte weiterhelfen können. Genau der gleiche Befund beim Blick in den Kofferraum.

Ich griff nach Caseys iPhone und tippte auf Kontakte. Einige ihrer Freunde kannte ich vom Sehen, auch wenn wir nie mehr als »Hallo« oder »Wiedersehn« ausgetauscht hatten, wenn sie durchs Haus in ihr Zimmer flitzten. Wir hatten strikte Anweisung von ihr, uns niemals mit ihren Freunden zu unterhalten.

Im Telefonprotokoll entdeckte ich unter den zuletzt gewählten Nummern den Namen ihres Freundes Max. Er war ein großer, spindeldürrer Junge mit wilden Locken. Die beiden waren Freunde seit dem Kindergarten. Mit einem Anflug von Wut drückte ich mit dem Daumen auf das Glas über seinem Namen. Als eine Verbindung zustande kam, sprang am anderen Ende nur die Voicemail an.

Als Nächstes auf der Liste fiel mir Julian ins Auge, ein netter junger Mann, eher zierlich, aber irgendwie sympathisch und attraktiv. Casey und er waren dicke Freunde und verbrachten viel Zeit zusammen. Casey ging oft zu Julian hinüber, wenn sie einen ihrer Ausraster gehabt hatte und wieder runterkommen wollte.

»Hey, Casey, alles klar bei dir?« Er schien hellwach, als ob er schon unterwegs zur Schule wäre.

»Julian, hier spricht John, der Vater von Casey. Hör mal, Casey ist heute früh verschwunden. Sie ist mit dem Auto zur Golden Gate gefahren. Dort bin ich gerade und wir haben den Wagen gefunden, aber keine Spur von Casey. Hast du eine Ahnung, wo sie sein könnte?«

Einen Moment lang herrschte Stille in der Leitung. Als Julian antwortete, war sein lockerer Ton verschwunden: »Echt? … Nee, tut mir leid. Da hab ich echt keine Ahnung. Was is'n eigentlich los?«

»Vielen Dank, Julian. Ich muss jetzt leider auflegen.«

Verdammt! Verdammt! Verdammt!

Mein BlackBerry klingelte. »Mr Brooks, hier spricht Officer Gilbreath. Wir benötigen Sie umgehend bei Ihnen daheim … Am besten sofort, bitte.«

Ohne weiter nachzudenken oder weiter nachzufragen, warum wir nach Hause kommen sollten, erwiderte ich: »Okay, wir sind in zehn Minuten da.« Seiner Stimme hatte ich nicht entnehmen können, ob uns dort gute oder schlechte Neuigkeiten erwarteten. Ich versuchte es mit einer optimistischen Deutung. Er hatte weiter nichts gesagt. Vielleicht war es doch nicht das, was ich befürchtete.

Während der Rückfahrt herrschte angespannte Stille im Wagen. Erika umklammerte ihre kleine Handtasche so fest, dass die

Knöchel weiß hervortraten. Als wir an unserem Haus vorfuhren, stand dort ein zweiter blau-weißer Polizeiwagen.

Im Haus trafen wir auf eine ganze Menge Leute. Zu Officer Gilbreath war noch ein zweiter Polizist gestoßen, der offenbar ranghöher war und sich als Sergeant Hayes vorstellte. Beide standen in etwas steifer Haltung mitten im Wohnbereich und ließen uns nicht aus den Augen. Ihnen zur Seite standen Jerry und Laura, unsere Nachbarn, sodass die ganze Gruppe einen Halbkreis bildete. Alle wirkten bedrückt, was nichts Gutes verhieß.

Gilbreath forderte uns mit einer Handbewegung zum Hinsetzen auf. Erika setzte sich neben Laura auf das Sofa, ich auf die Seite, wo Jerry stand. Mir war ein wenig schwindlig. Von den Menschen um mich herum fühlte ich mich isoliert, als wären sie Figuren auf einer Kinoleinwand.

Die hellgelbe Farbe, in der die Wände des Wohnbereichs gestrichen waren, fing auf angenehme Weise das bisschen Sonnenlicht ein, das durch die Wolken drang. Die Kamineinfassung in der Ecke hatte Erika vor vielen Jahren mit Ahornblättern in bunten Herbstfarben bemalt. Hinter den beiden Polizeibeamten ragte unsere Regalwand empor, voll mit Büchern, Familienfotos und dem Flachbildfernseher mittendrin.

Gilbreaths Hand zitterte kaum merklich, als er auf sein Tablet schaute und seine Mitteilung machte. Demnach hatte er sich bei der Golden Gate Bridge Patrol, der ausschließlich für die Überwachung und Sicherheit auf der Brücke zuständigen Stelle, erkundigt. Dort war mit Überwachungskameras aufgezeichnet worden, wie um 6 Uhr 15 ein dunkelfarbiger Saab auf den Parkplatz Dillingham einbog. Aus dem Wagen sei eine weibliche Person im Jogginganzug ausgestiegen, die zum Fußgängerweg auf der Unterseite der Brücke ging, einem beliebten Ziel für Läufer, Spaziergänger und Touristen, da man von dort aus einen atemberaubenden Blick auf die ganze San Francisco Bay und die Stadt hat.

Ohne mit der Wimper zu zucken, hielt ich den Blick fest auf Gilbreath gerichtet, der immer noch sprach. Ich merkte, wie ich kurzatmig wurde und mein Puls hochging. Meine Autoschlüssel glitten mir aus der Hand.

»Es war zu sehen, wie die weibliche Person im Gehen eine Zigarette rauchte. Kurz vor dem Parkplatz Vista Point machte sie sie aus. Dann joggte sie auf den Fußgängerweg der Brücke und blieb in der Mitte stehen.« Gilbreath räusperte sich und sah auf. Unsere Blicke kreuzten sich, dann schaute er wieder auf sein Tablet. »Die Person kletterte über die ein Meter zwanzig hohe Brüstung auf eine kleine Wartungsplattform. Auf dieser Plattform verharrte sie für zehn bis fünfzehn Sekunden. Dann sprang sie.«

Es muss etwa 6 Uhr 40 gewesen sein, als Casey diesen Schritt machte, praktisch zur gleichen Zeit, als ich 911 anrief. Die Schlüssel des Saab hatte sie auf der Brüstung abgelegt.

ZWEI

Katarina war sechsunddreißig Jahre alt, unverheiratet und schwanger. Und hatte bereits zwei Kinder, mit denen sie bei ihren Eltern lebte, ungefähr 250 Kilometer nördlich von Warschau im Gebiet der Masurischen Seenplatte, das auch als »Sommerhauptstadt Polens« bezeichnet wird.

Am Abend des 3. Mai 1990 setzten bei Katarina die Wehen ein – sechs Wochen zu früh. Ihr Vater packte sie ins Auto und brachte sie ins nahe gelegene Krankenhaus von Giżycko. Ihre Mutter blieb mit den beiden Kindern zu Hause. Gleich nach der Ankunft in der Notaufnahme kam Katarina mit einem kleinen, schwächlichen Baby nieder, einem Mädchen, das nur drei Pfund wog und kaum selbstständig atmen konnte, denn die Lungen waren noch nicht voll entwickelt. Eine Krankenschwester legte das Neugeborene rasch in den Brutkasten.

Unmittelbar danach erkannte der Arzt, dass noch ein Zwillingsbaby im Mutterleib steckte, das allerdings tot war.

Das kleine Mädchen im Brutkasten erhielt den Namen Joanna. Es blieb dort zwei Monate lang ohne jede menschliche Berührung, Zärtlichkeit oder Kommunikation, bis es aus eigener Kraft atmen konnte. Katarina war inzwischen von ihren Eltern überredet worden, dieses Kind zur Adoption freizugeben, und erklärte sich mit dem Verzicht auf ihre Elternrechte einverstanden.

Sobald Joanna außerhalb des Brutkastens leben konnte, wurde sie dem Dom Dziecka, dem staatlichen Waisenhaus in der nahe gelegenen Stadt Mrągowo, übergeben. Dies blieb im ersten Lebensjahr des Babys sein Zuhause.

DREI

Im Juli 1991 quetschte ich meine eins achtundachtzig in einen etwas schmutzigen roten Nissan, mit dem wir zu eben jenem Waisenhaus fuhren. Zu dieser Zeit herrschte in Polen eine Hitzewelle. In dem Nissan gab es keine Klimaanlage und nicht einmal Sicherheitsgurte. Ganz zu schweigen von Beinfreiheit. Erika saß neben mir, schweißbedeckt wegen der drückenden Hitze.

Renata, unsere polnische Anwältin, die wir für die Adoption engagiert hatten, saß vorn auf dem Beifahrersitz. Sie war Anfang oder Mitte vierzig, wirkte aber wegen der dunklen Ringe um ihre Augen ein wenig älter. Trotzdem war sie immer noch eine attraktive, schlanke Frau mit dunkelblonden, schulterlangen Haaren. Marian, ihr Mann, saß am Steuer. Er schien als eine Art Mädchen für alles zu fungieren: Fahrer, Bürovorsteher, Anwaltsgehilfe. Wegen seiner drahtigen Statur und seines kantigen Gesichts erinnerte er mich an typische Anwaltsdarsteller aus amerikanischen Fernsehserien der Achtzigerjahre.

Er war früher sogar Richter gewesen, aber diese Laufbahn hatte er aufgegeben, als Renatas Familienrechtspraxis mit ihrem Schwerpunkt auf Adoptionen sich als ausgesprochen lukrativ erwies. Pro Fall konnte sie bis zu 15 000 Dollar Honorar verdienen, während sich Marians Richtergehalt auf umgerechnet 150 Dollar im Monat belief. Trotz unserer spürbaren Anspannung waren beide ausgesprochen freundlich, entspannt und verhielten sich absolut professionell. Offenbar waren sie gewöhnt an den häufigen Umgang mit zukünftigen Adoptiveltern aus dem Westen, die unter Jetlag und Nervosität litten.

Vorangegangen war eine Geschichte, die so oder so ähnlich vielen Paaren passiert. Rund zwei Jahre lang hatten wir mit aufwendigen Fruchtbarkeitstests, Hormonspritzen und genau auf den Eisprung getimtem Sex experimentiert, bis Erika und ich uns eingestehen mussten, dass uns ein eigenes Kind aller Voraussicht nach verwehrt bleiben würde.

Wie wäre es also mit einer Adoption?

An einem eiskalten Januarabend gingen wir zu einer Informationsveranstaltung im Gemeindehaus der Unitarier ganz in der Nähe unseres damaligen Hauses in Simsbury im Bundesstaat Connecticut. Die Veranstaltung war für Paare mit Problemen wegen Unfruchtbarkeit, die nach Alternativen suchten. Wir hofften beide auf eine schnelle Lösung, aber die Realität sah etwas anders aus.

So erfuhren wir, dass die Wartelisten für eine normale Adoption durch eine Agentur in den USA so lang waren, dass man sich auf ungefähr zehn Jahre einstellen musste. Die andere Möglichkeit, eine Adoption unabhängig von einer Agentur durch einen Anwalt zu arrangieren, war nicht nur teuer, sondern auch mit dem Risiko verbunden, dass die leibliche Mutter es sich schließlich doch noch anders überlegte. Als weitere Alternative kam die Adoption eines ausländischen Kindes infrage, insbesondere wenn man bereit war, ein etwas älteres oder schwer erziehbares oder leicht behindertes Kind in Betracht zu ziehen; aber auch das war nicht ohne Risiken. So konnte man nie genau vorhersagen, wann und für wie lange sich ein »Adoptionsfenster« öffnete und wieder schloss. Das hing manchmal von den politischen

Umständen ab oder von der gerade herrschenden öffentlichen Meinung. Der gesamte Adoptionsprozess konnte leicht ein Jahr oder mehr in Anspruch nehmen und man musste damit rechnen, dass ein Kind, das man bereits ins Herz geschlossen hatte, am Ende doch im Waisenhaus bleiben musste. Außerdem beschränkte sich die Herkunftsliste auf vereinzelte Länder in Fernost, der Dritten Welt, dem ehemals kommunistischen Europa sowie Kolumbien, Guatemala und Äthiopien.

Nach dem Ende der Veranstaltung begaben wir uns beide ziemlich niedergeschlagen in Richtung Ausgang. Vor meinem inneren Auge sah ich bereits das typische Leben von Kinderlosen, die sich ersatzweise hauptsächlich um ihre Karriere und irgendwelche Nichten oder Neffen kümmern, ansonsten ihre Hobbys pflegen, Hunde oder Katzen halten oder eine Reise nach der anderen unternehmen. Auf dem Weg fiel mein Blick zufällig auf die Broschüre einer gemeinnützigen Organisation – ein Wort sprang mir sofort ins Auge: »Polen« stand da auf der Liste der Partnerländer.

Erikas Familie stammte aus Polen. Vielleicht war das unsere Chance.

Der Kontakt zu Renata hatte sich eher zufällig über die Adoptionsagentur in Connecticut ergeben, bei der wir registriert waren. Ein Paar aus New Haven, die Klienten von Renata waren, hatte erst kürzlich ein zwei Jahre altes Mädchen aus Polen adoptiert. Renata war keineswegs sofort bereit, uns als Klienten anzunehmen. Zum einen hatte sie bereits sehr viele Fälle zu bearbeiten, zum anderen rechnete sie bei gleich zwei amerikanischen Anwärtern mit einigem Widerstand der Behörden. Den Polen war sehr daran gelegen, polnische Waisenkinder in polnische Familien zu geben. Allerdings übertraf in diesem konservativen, katholisch geprägten Land die Zahl der Waisenkinder die der aufnahmebereiten Adoptiveltern um einiges. Zwei amerikanische Eltern waren also besser als gar keine Adoptiveltern.

Erika verfolgte die Sache beharrlich. In langen nächtlichen Telefongesprächen erzählte sie Renata von der Jugend ihrer Eltern im besetzten Polen. Sie waren Teenager, besuchten das Gymnasium und hatten große Zukunftspläne, als die Nazis – und anschließend die Russen – ihr Land besetzten. Geschützlärm und die Allgegenwart bewaffneter Soldaten wurden alltäglich. Man musste sich daran gewöhnen, selbst wegen banaler Dinge wie des Überquerens der Straße, um beim Metzger einkaufen zu gehen, mit Soldaten zu verhandeln, die oft rein willkürlich entschieden. Ein Bruder aus den Familien verschwand zunächst spurlos und tauchte dann in England wieder auf. In gebrochenem Polnisch fasste Erika das Schicksal ihrer Familie folgendermaßen zusammen:

»Meine Eltern mussten zusehen, wie ihr Land von Deutschen und Russen aufgeteilt wurde. Sie ergriffen die erste sich bietende Gelegenheit, um mit dem Schiff nach Amerika zu fahren. Dort ließen sie sich in Detroit nieder, wo mein Vater ein gutes Auskommen fand, indem er Werbezeit bei Radiosendern verkaufte.«

Vielleicht war Renata von dieser Familiengeschichte beeindruckt oder von der Art und Weise, wie Erika sich bemühte, die schwierige polnische Sprache zu meistern. Ihre Eltern hatten stets darauf bestanden, dass sie diese Sprache schon als Kind lernte, statt sich mit dem einfacheren Englisch zu begnügen. Schließlich spielte Erika unsere Trumpfkarte aus – darauf hatten wir uns verständigt, falls uns das ermöglichte, schneller an eine Adoption zu kommen und damit die jahrelange Wartefrist abzukürzen, mit der ansonsten zu rechnen war.

»Wir wären auch bereit, ein Problemkind anzunehmen.«

Renata überlegte eine Weile, dann erzählte sie uns von der kleinen Joanna im Dom Dziecka in Mrągowo, damals ein zehn Monate altes Baby. Sie war ein Frühchen und noch kaum entwickelt. Ärztliche Unterlagen gab es so gut wie keine, aber Joanna war zur Adoption frei. Wir konnten unser Glück kaum fassen: ein erst zehn Monate altes Kind aus Polen, das verhältnismäßig rasch adoptiert werden konnte!

Kaum vier Monate später waren wir unterwegs nach Mrągowo. Während wir durch eine ländliche Gegend fuhren, unterhielten sich Erika und Renata auf Polnisch. Ich konnte nichts verstehen, aber die Stimmung und der Ton wirkten sehr entspannt; was schon mal ein gutes Zeichen war. Seit unserer Ankunft in Warschau drei Tage zuvor war ich in Gesprächen völlig darauf angewiesen, aus Mimik und Tonfall meine Schlüsse zu ziehen. Dieser Sprache konnte ich kein einziges vertrautes Wort ablauschen.

Inzwischen waren wir drei Stunden unterwegs, seit Renata und ihr Mann uns in unserem Hotel in Warschau abgeholt hatten. Zu der schier unerträglichen Hitze kam noch hinzu, dass Renata und Marian pausenlos Gauloises ohne Filter rauchten. Wie eine dicke Wolke hing der stinkende Zigarettenrauch im Wagen und stach mir in die Nase und in die Augen, hing in den Haaren und Kleidern.

Ich spürte, wie ich langsam Kopfweh bekam, wagte es aber nicht, die beiden zu bitten, im Auto mit dem Rauchen aufzuhören. Um keinen Preis wollte ich sie vor den Kopf stoßen. Als ob eine Bitte um Rücksicht unser sorgfältig vorbereitetes Vorhaben noch hätte kippen können. Stattdessen kurbelte ich mein Fenster herunter und ließ mir den heißen Fahrtwind um die Nase wehen.

Draußen schien der Asphalt unter der gleißenden Sonne zu

schmelzen. Die Reifen der Autos und vor allem der Lkws hinterließen Abdrücke auf der klebrigen Oberfläche. Ein grünes Straßenschild schoss vorbei – E 77, die polnische Version eines Highways: eine zweispurige Landstraße mit jeweils einem schmalen Seitenstreifen, ungefähr so breit wie ein Fahrradweg, für die besonders langsamen Traktoren und ähnliche Fahrzeuge in ländlichen Gebieten.

Einmal schnellte ein silberfarbener Porsche mit deutschem Kennzeichen in einem waghalsigen Überholmanöver an uns vorbei. Ich hielt den Atem an. Erst vor dem russischen Lada vor uns fädelte er wieder auf unsere Spur ein; dabei vermied er um Haaresbreite einen Frontalzusammenstoß mit einem Sattelschlepper, der seinerseits einem mit Heu vollgepackten Traktor auswich. Marian schüttelte den Kopf, hob empört die Hände und murmelte »Dupa«, das polnische Wort für »Arschloch«.

Auf der weiteren Fahrt kamen wir durch Orte und Städtchen mit Zungenbrechernamen wie Nowy Dwór Mazowiecki oder Strzegowo, vorbei an alten Barockkirchen, prächtigen Stadthäusern, trostlosen Plattenbauten aus der Sowjetzeit, schäbigen Gewerbegebieten und pompösen Denkmälern für polnische Kriegshelden von so vielen Schlachten, die verloren wurden. Renata zündete sich erneut eine Zigarette an und blies den Rauch zum Fenster hinaus. Ich kramte in Erikas Handtasche nach der Packung mit den extrastarken Kopfschmerztabletten.

Während ich darauf wartete, dass die Pillen ihre erlösende Wirkung entfalteten, zog ich meine Videokamera aus der Hülle und richtete den Sucher auf die Umgebung, um ein paar Eindrücke dieser Reise für die Zukunft festzuhalten. In Gedanken tauchte das einzige Bild von Joanna auf, das wir im März mit freundlicher Unterstützung von FedEx-Express-Versand erhalten hatten. In der Sendung befand sich nichts als ein Foto, auf dem eine dunkelhaarige junge Frau mit fürsorglichem Gesichtsausdruck zu sehen war; sie hielt ein Baby im Arm, das aussah wie ein Michelin-Männchen, das man in zwei gestrickte Strampelanzüge gesteckt hatte. Das Baby schaute reichlich mürrisch drein, als hätte man es für diese Aufnahme bei seinem Nickerchen gestört. Die Kopfform war ein bisschen eckig. Haare hatte das Kind noch sehr wenig, aber ein süßes, nach oben gebogenes Näschen, das so rot war wie eine Rote-Bete-Knolle. Vielleicht hatte es gerade einen Schnupfen, jedenfalls wirkte das Baby in diesem Augenblick nicht besonders glücklich. Aber wir fanden es großartig.

Nun zog Renata aus ihrer etwas abgestoßenen Aktenmappe vorn im Fußraum ein einseitiges Formular und reichte es Erika. Dabei sagte sie etwas in ihrer tiefen, verrauchten Stimme zu ihr. »Tak. Okay«, bekräftigte sie mit einem Nicken.

»Das ist die Erlaubnis, Joanna aus dem Waisenhaus mitzunehmen«, erklärte mir Renata.

»Oh. Dziękuję! Danke sehr!«, beeilte ich mich mit einem Lächeln zu versichern. Ich war stolz, eines der sieben Wörter Polnisch anbringen zu können, die ich gelernt hatte.

»Nie ma za co«, antwortete Renata und lächelte mir ebenfalls zu. Da sie erkannte, dass ich kein Wort davon verstand, wiederholte sie auf Englisch: »You're welcome.«

»Oh, ja! Tak!« Ich kam mir wie ein völliger Idiot vor. Renata wandte sich wieder an Erika und sagte lächelnd etwas auf Polnisch. Erika lachte auf. Marian grinste und hustete beim Fahren mit der Zigarette im Mundwinkel, wie es ein Franzose nicht besser gekonnt hätte. Was amüsierte sie so?

Erika lehnte sich an mich. »Renata meint, du brauchst wohl noch ein paar Nachhilfestunden in Sachen Polnisch.«

»Sehr witzig.«

Auf der Weiterfahrt Richtung Norden ging es durch eine sanfte Hügellandschaft, durch Wälder, vorbei an Seen und vereinzelten Bauernhöfen; der Anblick erinnerte mich sehr an Wisconsin. Renata spielte die Reiseführerin: »Das ist die Masurische Seenplatte. Ausgesprochen schöne Gegend. Viele Deutsche, Holländer und Dänen machen hier Urlaub. Für sie ist es sehr preisgünstig.«

Während Erika sich weiter mit Renata unterhielt, hörte ich nur mit einem Ohr zu und betrachtete ansonsten die Landschaft. Ich musste an all die bisherigen Mühen denken, denen wir es aber immerhin verdankten, dass wir jetzt hier waren. Noch vor sechs Monaten hatten wir das Versammlungshaus der Unitarier verlassen, ohne uns große Hoffnungen auf ein eigenes Kind zu machen. Und jetzt sollten wir in wenigen Stunden das Mädchen kennenlernen, das wir Casey nennen wollten. Wir waren kurz davor, Eltern zu werden.

Schon seit dem allerersten Telefonat, das Erika mit Renata geführt hatte, waren wir über den Gesundheitszustand von Joanna im Bilde. Wir wussten, dass sie als Frühchen untergewichtig und noch sehr schwach war. Von einem Kinderfacharzt in Connecticut erfuhren wir, dass ein normal entwickeltes, zehn Monate altes Kleinkind in der Lage sein sollte, aufzustehen, kleine Gegenstände zu ergreifen, selbstständig mit dem Löffel zu essen und sich mit einfachen Spielen zu beschäftigen. Nach allem, was wir erfuhren, befand sich Joanna auf der Entwicklungsstufe eines sechs Monate alten Babys, das nicht einmal in der Lage war, aufrecht zu sitzen.

Ohne ärztliche Untersuchung war es unmöglich festzustellen, ob Joanna bisher einfach die Anreize gefehlt hatten oder ob es sich um schwerwiegendere Einschränkungen handelte wie etwa eine Hirnschädigung oder etwas ähnlich Schlimmes. Einige routinemäßige Untersuchungen waren mit Joanna bereits durchgeführt worden und die Resultate alle zufriedenstellend. Bisher war aber noch kein Neurologe der Frage nachgegangen, ob es bei ihr zerebrale oder physiologische Defekte gab, wie sie bei Frühgeburten vorkommen können. Und aller Voraussicht nach war es ausgeschlossen, etwas über die Krankheitsgeschichte ihrer Eltern und Vorfahren in Erfahrung zu bringen, also ob in diesen Familien Herzkrankheiten, Schilddrüsenfehlfunktionen, Depressionen, Geisteskrankheiten, Alkoholismus oder Drogenmissbrauch vorgekommen waren. Der Vater des Kindes würde wohl für alle Zeiten ein Phantom bleiben.

Im Juni, ein paar Wochen bevor wir nach Polen aufbrachen, hatte Renata eine ausführliche Begutachtung von Joanna bei einem Facharzt in Olsztyn arrangiert, dem Hauptort der Woiwodschaft. Im Anschluss daran gab es eine Telefonkonferenz, an der auch unser amerikanischer Kinderneurologe teilnahm und bei der Erika dolmetschte. Daraus ging hervor, dass der polnische Arzt bei Joanna eine ganze Reihe von Tests durchgeführt hatte, mit denen ihr Bewegungsvermögen sowie Gleichgewicht, Kraft und Koordinationsvermögen festgestellt wurden. Die Resultate waren alle weit unter dem Durchschnitt, trotzdem wirkte der polnische Doktor überraschend optimistisch. Seiner Ansicht nach waren die zurückgebliebene Entwicklung und die Schwachheit von Joanna hauptsächlich auf mangelnde Stimulierung zurückzuführen.

Unser amerikanischer Facharzt war davon weniger überzeugt. Aber er hatte sie eben auch nicht persönlich untersuchen können. Ich selbst hätte dem polnischen Arzt einerseits nur zu gern Glauben geschenkt, andererseits blieb ich doch etwas skeptisch jemandem gegenüber, den ich nicht persönlich kannte.

Als der Wagen etwas langsamer fahren musste, bevor wir einen weiteren Traktor überholen konnten, der mit 25 Stundenkilometern auf der E 77 dahinkroch, schaute ich auf meine Armbanduhr. Es war halb drei. Im Waisenhaus waren wir für drei Uhr verabredet. Im Grunde waren die ganzen Vorbereitungen für die Adoption im Schnellverfahren abgespult worden – für uns beinahe etwas zu schnell, um es innerlich wirklich verarbeiten zu können, nun trennten uns nur noch wenige Minuten von der Bekanntschaft mit unserer Tochter. Ich konnte es mir immer noch nicht richtig vorstellen, wie es sein würde, sie im Arm zu halten, wie sich ihr Babylallen anhören würde, was für eine kleine Persönlichkeit sie sein würde und wie sie ihrerseits auf uns reagieren würde.

Um Punkt drei Uhr erreichten wir Mrągowo, ein hübsches Städtchen mit ungefähr 23 000 Einwohnern, malerisch zwischen dem Czos-See und dem Juno-See gelegen. Marian fuhr direkt zum Dom Dziecka, wo er uns absetzen sollte. Er würde später wiederkommen, um uns zum Hotel zu fahren. Als wir vor dem Eingangstor anhielten, war ich innerlich ganz aufgewühlt. Da war einerseits die Erleichterung, dass wir Joanna nun endlich sehen würden, andererseits nagte ein Zweifel an mir, dass sie möglicherweise nicht so war, wie wir es erwarteten. Ich hatte das Gefühl, dass Erika ihre eigene Nervosität hinter einer Fassade von zur Schau getragener Ausgeglichenheit, ja aufgesetzter Fröhlichkeit verbarg. In unserer Ehe war eher ich derjenige, der ein Glas als halb leer betrachtete, während sie es als halb voll bezeichnen würde.

Das Waisenhaus erinnerte mich an ein Internat bei uns – ein dreistöckiges, gelblich beige verputztes Gebäude mit ein paar Stuckverzierungen und einem roten Ziegeldach. Es stammte eindeutig aus der Vorkriegszeit, denn es unterschied sich deutlich von den deprimierenden grauen Zweckbauten der kommunistischen Ära. Auf dem Gelände rund um das Gebäude standen mächtige, ausladende Eichen und Erlen. Hier befand sich auch ein kleiner Spielplatz mit einem Schaukelgerüst, einer Rutsche und einem Sandkasten. An der Außenwand war ein Basketballkorb, auf dem Boden lagen kleine Fahrräder und Dreiräder. All das wirkte sehr kinderfreundlich.

Von der anderen Straßenseite spiegelte die Wasseroberfläche des Juno-Sees in der Sommerhitze durch die dicken Eichenstämme herüber. Ein älterer Mann mit Angelrute stand allein am Ufer des Sees, während weiter draußen ein junges Paar in einem Kajak vorbeipaddelte. Der See lag zum Greifen nah, ich fragte mich aber, ob die Kinder dort auch spielen und planschen durften.

Von einem breiten Balkon im zweiten Stock beobachteten einige Jungen jede unserer Bewegungen. Renata wandte sich an Erika und sagte etwas auf Polnisch zu ihr. Die einzigen Wörter, die ich verstehen konnte, waren »nienormalny«. Ich nahm an, dass sie darauf hinwies, dass die meisten der Kinder hier irgendeine Behinderung hatten. Schon von Anfang an war die Rede davon, dass hier vor allem behinderte oder anderweitige Problemkinder betreut wurden. Mir trat der Schweiß auf die Stirn.

War Renata uns gegenüber im Hinblick auf Joannas Gesundheit und körperliche Verfassung wirklich vollkommen ehrlich gewesen, nachdem sie gemerkt haben musste, wie ernst es uns mit dieser Adoption war? Von jetzt an konnten wir keinen Rückzieher mehr machen. Das hätte ich mir nie verziehen. Ich hätte stets an Joanna denken müssen.

Ich beobachtete die Jungen auf dem Balkon, während wir den Wagen parkten. Sie starrten uns an, einige deuteten mit den Fingern auf uns. Alle schienen im Schulalter der Mittelstufe zu sein. Einer der größeren Jungen, vielleicht sechzehn Jahre alt, groß und schlank mit einer etwas getönten Hautfarbe, grinste uns an, als würde er annehmen, wir kämen wegen ihm. Ein jüngerer, vielleicht zehn oder elf Jahre alt, trug Beinschienen und bewegte sich auf Krücken. Beim Gehen warf er seinen verdrehten Körper von einer Seite auf die andere und ließ eine der Krücken los, um uns zuzuwinken. Ein dritter saß zusammengesunken und ausdruckslos in einem Rollstuhl. Es sah so aus, als leide er an einer neuromuskulären Krankheit und sei weitgehend gelähmt.

Auch wenn Renata uns vorgewarnt hatte, wir sollten wegen der gehandicapten Kinder keinen falschen Eindruck haben, war das Ganze doch ein bisschen verstörend. Ich geriet in Verlegenheit und spürte eine Art Schuldgefühl aufkeimen und war zugegebenermaßen auch ein bisschen abgestoßen, als ich die Kinder hautnah vor mir sah. Ich stellte mir auch die Frage, wie oft sie schon Adoptiveltern hatten ankommen sehen, die das Waisenhaus dann mit jüngeren und »normaleren« Kindern verlassen hatten. Ich lächelte sie halbherzig an und winkte ihnen ein wenig aus dem offenen Wagenfenster zu. Meine Reaktion versetzte sie einigermaßen in Aufregung, sodass sie ihrerseits heftig zu winken anfingen, also ob sie damit zum Ausdruck bringen wollten: »Bitte nimm mich mit.«

Erika schien sich kaum Gedanken über die Jungen auf dem Balkon zu machen. Sie reagierte ganz locker, winkte ihnen ebenfalls heftig zu und fasste nach meiner Hand. »Wir sind da.« Angesichts der behinderten Kinder auf dem Balkon wurde meine Stimmung weiter verdüstert durch eine schlimme Vorahnung hinsichtlich Joannas Gesundheit und ich blickte Erika neben mir an. Sie war ganz ruhig.

Tief durchatmen, sagte ich mir und gab mir einen Ruck. Wir stiegen aus und gingen auf den Eingang zu.

VIER

Eine rundliche Frau mit rosigen Wangen in einem weißen Kittel begrüßte uns warmherzig in der Eingangshalle. Man hätte sie für die Direktorin oder eine der leitenden Angestellten halten können, aber Renata erklärte kurz, dass sie eine der Lehrerinnen war. Sie hieß Danuta.

Während wir einander nervös anlächelten und zunickten und dabei »Dzień dobrys« austauschten, Polnisch für »Guten Tag«, schaute ich mich diskret ein wenig um, um so viel wie möglich von Joannas bisherigem Zuhause aufzunehmen. In dem Flur, der von dem Eingangsfoyer abging, waren keine Kinder zu sehen und ich fragte mich, wo sich ihre Zimmer befanden. Ich war mir nicht ganz sicher, ob es eine gute Idee wäre, weitere Räume in dem Waisenhaus zu sehen zu bekommen oder gar den Standort von Joannas Wiege. Vielleicht war es besser, dass ich mir für alle Zeiten diesen Ort nur in meiner Vorstellung ausmalte und mir die Wirklichkeit ersparte.

Danuta schien ein wenig aufgeregt zu sein, als sie uns in einen seitlich gelegenen Raum bat, eine Mischung aus Empfangsraum und Wartezimmer. Unter ständigem Nicken sagte sie etwas zu Erika und holte gleichzeitig einige Tassen und Untertassen aus einem Schrank. Genauso wie wir schien auch sie darauf bedacht, einen guten Eindruck zu machen. Welch ein Glück! Ich hatte die ganze Zeit befürchtet, die Mitarbeiterinnen des Waisenhauses könnten in uns lediglich die reichen Amerikaner sehen, die ihnen ein Kind wegnahmen, und sich uns gegenüber dementsprechend unfreundlich und wenig entgegenkommend verhalten.

Dieser Empfangsraum wirkte hell und freundlich, die Wände waren in einem blassen Rosa gehalten und mit gerahmten Bildern behängt, die offenbar polnische Märchen- und Comicfiguren darstellten – eine übermütige Katze, einen Prinz auf einem Pferd, eine Königin mit einer Teetasse in der Hand sowie einen Stierkämpfer voll im Angriff. Einige Regalbretter waren überladen mit Zimmerpflanzen, Büchern, Stofftieren und Puppen – ein großer, grinsender Clown mit knallroten Haaren, eine Puppe mit blonden Zöpfchen in einem pinkfarbenen Kleid, ein ganzes Set russischer Matrjoschkas waren in einer Linie aufgereiht. Danuta nahm an einem großen Metallschreibtisch mitten im Zimmer Platz und Erika ließ sich auf einem Stuhl daneben nieder. Seitdem wir das Zimmer betreten hatten, unterhielten sich die beiden unablässig. Das Einzige, was mir in diesem Raum eigenartig vorkam, war ein an der Seitenwand in einer Ecke angebrachtes Waschbecken, komplett mit Seife, Shampooflasche und Handtüchern.

Die Beleuchtung war nicht eingeschaltet, vielleicht wollte man Strom sparen. Es gab auch keine Klimaanlage, nicht einmal einen Ventilator. Die Fenster standen offen, um etwas frische Luft hereinzulassen, aber es war dennoch stickig. Da an den Fenstern keine Fliegengitter angebracht waren, surrten ein paar Fliegen durch den Raum. Aus einem Radio tönten im Hintergrund leise polnische Choralgesänge. Alle Anwesenden schwitzten wegen der Hitze und manche auch aus Nervosität.

Ich war ein bisschen benommen, teils, weil ich wegen der Sprache nicht alles mitbekam, teils wohl auch von den Kopfschmerztabletten. »Was passiert denn jetzt eigentlich?«, fragte ich Erika.

»Sie wecken sie aus ihrem Mittagsschlaf und Danuta fragte uns, ob wir eine Tasse Tee trinken möchten.«

»Was hast du dazu gesagt?«

»Ja, das würden wir gern.«

Erika setzte ihre Unterhaltung mit Danuta fort, während diese den Tee zubereitete. Es klang wie ganz gewöhnlicher Small Talk. Plötzlich lachte Erika herzhaft auf. Danuta stimmte in das Lachen ein und schien völlig entspannt. Ich nahm es als gutes Vorzeichen.

»Was hast du zu ihr gesagt?«, fragte ich erneut.

»Ich wollte wissen, wie es Joanna geht, und Danuta meinte, sie habe ein wenig Schnupfen. Daraufhin sagte ich ihr, ich hätte immer alle möglichen Mittel und Medikamente in meiner Handtasche, ganz egal wann und wo. Joanna sei also bei mir in guten Händen.«

»Du meinst Casey.«

»Hier ist sie immer noch Joanna.«

Renata und Danuta beugten sich über den Schreibtisch und sprachen mit gedämpften Stimmen miteinander. Renata sagte etwas zu ihr und Danuta nickte dazu, aber sie wirkte etwas angespannt.

Ich lehnte mich zu Erika. »Worüber reden die beiden?«

Erika versuchte, etwas davon mitzubekommen. »Ich weiß nicht genau. Ich glaube, es hat etwas damit zu tun, dass die Dokumente bis morgen alle fertig sein sollen.« Gott sei Dank hatten wir Renata.

Erika zog eine kleine Quietschpuppe mit weißem Häubchen aus der Stofftasche mit den Windeln und spielte damit, ganz in den Anblick des Püppchens versunken. Ihre Haare waren wegen der Hitze immer noch aufgebauscht und sie fächelte sich mit dem Püppchen nun ein wenig Luft zu. Falls sie unsicher oder nervös war, merkte man ihr es nicht an. Der Choralgesang aus dem Radio war zu Ende und man hörte die Stimme eines Sprechers, möglicherweise die Nachrichten.

Allmählich überwand ich meine Befangenheit, die sich vor allem beim Anblick der behinderten Kinder eingestellt hatte. Die Atmosphäre in diesem Raum empfand ich als angenehm. Das Entgegenkommen und die Gastfreundschaft wirkten von Herzen kommend, nicht aufgesetzt. Das stimmte mich zuversichtlich.

Ich platzierte meine Videokamera auf einem Sideboard und drückte die Aufnahmetaste. Danuta verließ den Raum, um nach Joanna zu sehen, und Erika ging zur Toilette. Ich blieb allein mit Renata zurück und versuchte, etwas Konversation zu machen, war aber in Gedanken woanders. Ohne Zigarette wirkte sie ausgesprochen fahrig, als sie mir mitteilte: »Sie haben mir versichert, dass sämtliche Dokumente bis morgen Vormittag vorliegen.«

»Oh. Dobrze.« Ich gab mir Mühe, das polnische Wort für »gut« richtig auszusprechen, das ich mir extra gemerkt hatte.

Sie lächelte und nickte eifrig. »Bardzo dobrze.« Als sie meinen verwirrten Gesichtsausdruck bemerkte, wiederholte sie auf Englisch: »Very good.«

»Aha!« Bei diesem Versuch, Konversation auf Polnisch zu machen, war ich nicht weit gekommen. Es entstand eine verlegene Stille, auch Renata wirkte ein wenig nervös. Dann ging die Tür auf. Danuta trat ein, gefolgt von Erika. Daraufhin entspannte ich mich ein wenig; mit Erika im Zimmer kam ich mir nicht so hilflos vor. Trotzdem wippte mein Knie ständig hin und her. Erika legte mir einen Arm um die Schultern und lachte mich aufmunternd an.

»Wie kannst du nur so ruhig bleiben?«, fragte ich sie.

»Wirke ich so? Ich habe das Gefühl, dass ich gleich vor Anspannung und Neugier platze. Du weißt doch, dass ich immer lachen muss, wenn ich nervös bin.«

»Stimmt.«

Ich nahm ihre Hand in die meine. Sie war kalt und feucht.

Die Tür ging auf und wir drehten uns beide in der Erwartung um, dass jemand Joanna hereinbrachte. Es war aber bloß die junge Frau, die wir bereits auf dem Foto in der FedEx-Sendung gesehen hatten, wie sie Joanna im Arm hielt. Ich erkannte sie sofort wieder. Sie war sehr hübsch und genauso freundlich und sympathisch, wie ich sie mir vorgestellt hatte.

Erika fing an, sich mit ihr zu unterhalten, wobei sie auf sich selbst und auf mich deutete. Die junge Frau lächelte uns an und nickte wissend, und Erika stellte sie mir vor: »Das ist Karina. Sie sagt, dass Joanna gleich hier sein wird. Sie müssen nur noch mal die Windeln wechseln.«

Meine Nerven waren zum Zerreißen gespannt. Ich klimperte mit einer Handvoll Münzen in der Hosentasche, lief noch einmal zur Kamera hinüber, um mich zu vergewissern, dass sie auch wirklich lief. Das hätte gerade noch gefehlt, dass das Gerät im entscheidenden Augenblick versagt hätte! Irgendwo stieß ein Kind einen markerschütternden Schrei aus.

»Das war sie vielleicht«, sagte ich zu Erika in dem krampfhaften Versuch, einen Witz zu machen.

Unser Tee stand längst vor uns auf dem Tisch, aber wir hatten die Tassen nicht angerührt.

Nun erschien eine andere Frau, ebenfalls in einem Laborkittel. Sie war älter, ungefähr sechzig, ausgesprochen stämmig, ziemlich bleich im Gesicht und hatte schlechte Zähne und weiße Haare. Sie trug ein stilles Kleinkind im Arm.

Es war Joanna.

Joanna, die hoffentlich bald unsere Casey sein würde.

Die weißhaarige Polin hielt sie uns voller Stolz entgegen, als würde sie ein preisgekröntes Hündchen bei einer Hundeausstellung präsentieren.

Ich war wie verzaubert.

Joanna sah genauso aus wie auf dem Foto, nur dass sie heute ein winziges rosafarbenes T-Shirt anhatte, dazu passende Höschen und an den Fußsohlen leicht angeschmuddelte weiße Söckchen, die ihr eine Nummer zu groß waren. Danuta und Karina blickten hoch und lächelten breit, als sie sie sahen, sie winkten und warfen ihr Kusshändchen zu. Alle schienen das Baby zu mögen.

Erika, Renata und ich drängten uns um die weißhaarige Pflegerin. Ganz sanft ließ sie das stille Bündel in Erikas Arme gleiten. Erika hielt Joanna nun in der Armbeuge. Das Kind verhielt sich immer noch ganz still, als wäre ihm die Bedeutung dieser Übergabe von der vertrauten Pflegerin in fremde Hände bewusst.

Erika gurrte: »Kochanie«, ein polnisches Wort für Liebling oder Schätzchen, und reichte Joanna die kleine rosafarbene Quietschpuppe, die diese mit ihren winzigen Fäustchen erfasste und an sich drückte. Renata trat einen Schritt zurück, stemmte die Hände in die Hüften und nickte mehrmals, als ob sie sagen wollte: »Da seht ihr mal. Ist sie nicht toll?« Sie selbst wirkte wie eine stolze Patentante.

Ich starrte Joanna unentwegt an. Im Vergleich zu der Aufnahme, die wir von ihr hatten, sah sie nun doch ein bisschen verändert aus. Ihr Kopf war etwas runder geworden, aber sie hatte immer noch das Stupsnäschen, die hohe Stirn, volle rote Wangen und dünne Lippen. Ihre Augen waren graublau und die schütteren blonden Härchen ganz fein. Wenn ihr T-Shirt blau statt rosafarben gewesen wäre, hätte man sie auch für einen sehr hübschen Jungen halten können. Allem Anschein nach hatte sie sämtliche Finger und Zehen und nichts schien zu fehlen oder missraten zu sein. Sie war ein perfektes Baby.

Erika hielt Joanna immer noch in den Armen, redete in polnischer Babysprache auf sie ein und wiegte sie ein wenig auf und ab. Sie schien instinktiv zu wissen, was zu tun war, während ich ein bisschen schüchtern und verlegen daneben stand und zuschaute. Es lief überhaupt nicht so, wie ich es mir vorgestellt hatte – weder gab es eine plötzliche Erleuchtung noch einen kollektiven Tränenausbruch. Im Gegenteil, niemand vergoss auch nur eine einzige Träne. Hätte ich nicht etwas spüren sollen? Doch merkwürdigerweise regten sich bei mir überhaupt keine Gefühle. Das Ganze hatte etwas Surreales, etwas von einer Traumszene oder einem Film.

Es kam mir so vor, als sei Joanna in ähnlicher Weise halb weggetreten wie ich selbst. Sie blieb stumm und ziemlich teilnahmslos und zeigte ebenfalls keine Gefühlsäußerungen, kein Lächeln oder kindliches Glucksen, wie ich es mir vorgestellt hatte. Körperlich schien sie ganz in Ordnung zu sein, aber ihr stilles Verhalten – bei einem Erwachsenen hätte man vielleicht von Reserviertheit oder Zurückhaltung gesprochen – gab mir zu denken. War das bei einem Kind normal? Natürlich hatte man sie gerade in ihrem Mittagsschlaf gestört, sie war verschnupft und in diesem Zustand soeben mit zwei vollkommen fremden Menschen konfrontiert worden.

Joanna blickte mich unverwandt an, als wäre ich ein Alien. Ihre Augen folgten mir überallhin, als ich um die kleine Gruppe herumging wie jemand, der ein neues Auto von außen inspiziert. Wohin auch immer ich mich bewegte, ihr Blick folgte mir, sie drehte sogar den Kopf, aber ihr Gesichtsausdruck blieb stets teilnahmslos. Vielleicht hatte sie noch nie einen Mann gesehen? Das Personal im Waisenhaus schien ja ausschließlich aus Frauen zu bestehen. Da wir einander nie aus den Augen ließen, lachte ich einmal nervös auf. Was mochte sie von mir denken, wenn sie mich so fixierte?

Alle um mich herum unterhielten sich angeregt, geradezu aufgeregt und es gab viel Gelächter. Worüber sprachen sie? Mit einem Mal stürmten eine Menge Fragen auf mich ein. Was wussten wir eigentlich über die Mutter und den mysteriösen Vater? Wie sah der normale Tagesablauf von Joanna aus? War sie immer so still? Ich fühlte mich nicht genügend vorbereitet, aber ich wollte mit meinen Fragen und meiner Unsicherheit die gute Stimmung nicht verderben. Alles schien glattzulaufen – vielleicht war ich nur ein bisschen überängstlich.

Vom Pflegepersonal im Waisenhaus wurde sie Asia oder Joasia genannt, das sind polnische Kosenamen oder Kurzformen von Joanna. Das erste schwache Lächeln erschien auf dem Gesicht von Joanna, als Karina sich über sie beugte und sie mehrmals sanft mit »Asia« ansprach. Jetzt klopfte Renata mir aufmunternd auf den Oberarm, um mir zu bedeuten, mich Joanna noch stärker zu nähern. Während dieser ersten Minuten hatte ich sie noch kein einziges Mal berührt.

»Hier, mein Schatz. Nimm du sie mal.« Erika übergab mir das Baby. »Na, mach schon. Sie ist nicht zerbrechlich.«

Ich hatte überhaupt keine Erfahrung im Umgang mit Babys und bisher lediglich meinen Neffen einmal kurz auf dem Arm gehalten, bevor ich ihn rasch an seine Mutter zurückreichte; damals war ich froh, dass ich ihn nicht hatte fallen lassen und dass er nicht zu schreien angefangen hatte. Ich nahm Joanna etwas ungeschickt entgegen, indem ich sie mit der einen Hand am Rücken stützte, um sie aufrecht zu halten, und mit der anderen zwischen den Beinchen festhielt, um zu verhindern, dass sie zu Boden glitt.

Sie war schwerer, als ich gedacht hatte. Ich hoffte inständig, dass sie nicht zu weinen anfing, doch sie blieb still und blickte mich weiterhin unverwandt an. Hier zündete nichts, kein Anfall von väterlicher Liebe, keine Offenbarung. Wir waren zwei fremde Menschen, die sich zum ersten Mal begegneten, wobei der eine panische Angst hatte, den anderen fallen zu lassen. Das Einzige, was ich instinktiv tat, war, vorsichtig meine Nase an ihren zarten Haarflaum zu führen, der schwach nach Babypuder und Lotion roch.

Einige Augenblicke später, die mir wie eine Stunde vorkamen, nahm Erika sie mir wieder ab und setzte Joanna sacht auf den Boden, um zu sehen, wie sie sich bewegte. Doch Joanna rollte gleich auf die Seite. Daraufhin richtete Erika Joanna auf alle viere auf, aber das Kind platschte auf den Bauch, sobald Erikas Unterstützung weg war, und fing an zu weinen. Erika hob sie sofort wieder hoch, hielt sie an der Brust, gab ihr kleine Küsschen und tröstete sie, genau wie jede biologische Mutter es getan hätte.

Joanna war offensichtlich noch sehr schwach, wie es uns der polnische Kinderarzt in der Telefonkonferenz einen Monat zuvor schon berichtet hatte. Aber davon abgesehen wirkte sie auf mich gesünder und in besserer körperlicher Verfassung, als ich vermutet hatte. Es konnte keine Rede davon sein, dass sie irgendwie behindert war. Ihr Verhalten war sicherlich nur auf mangelnde Stimulierung im Waisenhaus zurückzuführen. Das hatte uns der Arzt ja bereits erklärt. Alles, was sie brauchte, waren liebende Eltern, die sich intensiv um sie kümmerten.

Joanna begann, sich in Erikas Armen hin und her zu winden, und sie verzog dabei das Gesicht. Offensichtlich mussten erneut die Windeln gewechselt werden. Erika tauschte ein paar Worte mit der weißhaarigen Pflegerin aus, die eifrig nickte.

»Schatz, wir gehen jetzt mal die Windeln wechseln. Ich bin gleich wieder zurück.« Sie folgte der Pflegerin nach draußen; dabei schaute mich Joanna von Erikas Schulter aus an. Ich lächelte und winkte ihr zu, als sie durch die Tür verschwanden.

Ich würde Joanna erst am folgenden Tag wiedersehen, an dem unsere gemeinsame Heimreise beginnen sollte. Ich wünschte mir, ich hätte ihr verständlich machen können, dass dies ihre letzte Nacht allein war. Wir würden sie nicht zurücklassen.

Warte einfach bis morgen früh, dann kommen wir zurück. Versprochen.

Ich stand mitten im Zimmer und sah mich um, umgeben von Renata, Danuta und Karina. Sie sahen mich lächelnd an, während ich noch damit beschäftigt war, all das, was ich soeben gesehen, gehört und erlebt hatte, zu verarbeiten. Wir konnten uns nicht miteinander unterhalten, aber ich spürte an den aufmunternden Blicken der drei Frauen, dass sie mir sagen wollten, dass sich nun alles zum Guten wenden werde. Wir hatten die richtige Entscheidung getroffen. Und es war das Beste für Joanna.

Ich seufzte tief, stieß die Luft aus und versuchte, mich wieder zu sammeln. Selbst wenn ich die polnische Sprache beherrscht hätte, wäre es mir sicher nicht leichtgefallen, in Worte zu fassen, was ich empfand. Vielleicht dauerte es noch eine Weile, bis ich alles verdaut hatte. Mir war sehr heiß und meine Beine fühlten sich an wie Pudding, als Erika wieder hereinkam. Renata durchbrach das Schweigen und bedeutete uns, dass es Zeit sei, zu gehen. »Wir müssen Sie jetzt zurückbringen zu Hotel. Marian wartet draußen in Auto. Wir kommen zurück morgen.«

Pünktlich um acht Uhr am folgenden Morgen waren wir wieder im Waisenhaus, um Joanna abzuholen. Zunächst mussten wir noch eine Nacht im Orbis Hotel, dem örtlichen Touristenhotel, verbringen, dann stand uns die lange Rückfahrt nach Warschau bevor, die wir am darauffolgenden Tag antreten wollten.

Renata kümmerte sich derweil um den Papierkram, damit uns ein vorläufiges Sorgerecht zugesprochen wurde, das wir formal gemeinsam mit der Direktion des Waisenhauses ausübten. Die offizielle Anerkennung als Adoptiveltern sollte einige Tage später durch ein Familiengericht erfolgen. Dann bekamen wir auch Joannas sonstige Unterlagen und ihre Krankenakte ausgehändigt und danach konnten wir bei der amerikanischen Botschaft ihr Visum für die Einreise beziehungsweise die Einwanderung in die Vereinigten Staaten beantragen. Renata versicherte uns, dass es mit alldem keine Probleme geben werde.

Ich konnte nur hoffen, dass sie recht behielt.

Vor unserer Abfahrt vom Waisenhaus zog Erika Joanna die Sachen an, die wir mitgebracht hatten: einen rosafarbenen Überzieher, dünne Söckchen und ein blau gestreiftes Käppi wegen der Sonne. Das war eine große Verwandlung. Sie sah jetzt wirklich zum Anbeißen aus. Zusammen mit Danuta, Karina und der weißhaarigen Pflegerin gingen wir nun zurück durch das Empfangszimmer bis zum Hauseingang, während Renata und Marian schon zum Wagen vorausgegangen waren. Allen Frauen standen die Tränen in den Augen.

Es bestand kein Zweifel, dass sie Joanna sehr ins Herz geschlossen hatten. Sie würden sie sehr vermissen. Jede überschüttete das Baby noch einmal mit Küssen und drückte es an sich. Eine von ihnen sagte: »Kocham cię« – ich liebe dich. Erika war ebenfalls den Tränen nah; sie sagte etwas, das ich nicht verstand, und umarmte die beiden Frauen.

Auch ich musste schwer schlucken. »Liebling, sag ihnen bitte auch von mir, dass sie es bei uns gut haben wird. Wir werden ihr das bestmögliche Leben bieten und sie immer beschützen.«

»Genau das habe ich ihnen gerade gesagt.« Sie wischte sich die Augen trocken.

Ich verbeugte mich tief vor ihnen mit aneinandergelegten Händen als Ausdruck meines Dankes. Dziękuję. Sie nickten und winkten uns zum Abschied zu. Da war er, der bewegende Moment, mit dem ich gerechnet hatte.

Wir riefen allen »Do widzenia« zu – auf Wiedersehen; dann quetschten wir uns in den kleinen Nissan. Da es keinen Kindersitz gab, hielt ich, hinter Renata sitzend, Joanna auf meinem Schoß fest. Sie war ruhig und ließ alles klaglos über sich ergehen. Erika schlüpfte neben mich auf den Sitz hinter Marian.

»Möchtest du, dass ich sie halte?«

»Nein, ich halte sie gerne fest. Nachher kannst du sie für eine Weile übernehmen. Wir wechseln uns ab.« Erika lachte und boxte mich leicht in den Oberarm. Wir waren wie zwei Kinder, sie sich um ein heiß ersehntes kleines Haustier rauften.

Als Marian losfuhr, drehten Erika und ich uns noch einmal um und betrachteten das beigegelbe Stuckgebäude mit den roten Dachziegeln, das immer kleiner wurde. Der große, drahtige Junge stand diesmal allein auf dem Balkon und beobachtete unsere Abfahrt. Jetzt grinste er nicht. Gegenüber dem Gelände des Waisenhauses schimmerte der Juno-See durch die Bäume und man konnte schemenhaft erkennen, wie ein Mann und eine Frau in einem Kanu vorbeipaddelten. Ein kleiner blauer Postlieferwagen russischer Bauart ratterte vorbei und spuckte Wolken von Dieselabgasen in die Luft. Es war auch wieder heiß, aber ein wunderschöner Sommertag in Mrągowo.

Ich zog Joanna das Sonnenkäppchen vom Kopf und berührte mit den Lippen ihre Stirn. »Hallo, meine Süße. Ich bin dein Daddy und das ist deine Mommy. Du brauchst dich vor gar nichts zu fürchten. Wir bringen dich jetzt zu uns nach Hause. Du wirst nie wieder allein sein.«

Sie sah mich mit dem immer gleichen ausdruckslosen Blick an, dann verdrehte sie den Hals ein wenig, sodass sie zum Rückfenster hinausschauen konnte, wo das Waisenhaus und ihre Pflegerinnen in der Ferne zurückblieben.

FÜNF

In Warschau hatten wir ein Doppelzimmer im Hotel Forum Warszawa reserviert, wo viele Ausländer übernachteten. Soweit ich sehen konnte, waren wir die einzigen Amerikaner weit und breit.

Am Hoteleingang verabschiedeten wir uns von Renata und Marian. Wir durchquerten die Hotelhalle, Joanna döste in einem zusammenklappbaren Kinderwagen vor sich hin. Ein junger Mann in Concierge-Uniform und seine Kollegin mit dem Charme einer Autoverkäuferin sahen vom Empfangstresen aus zu, wie wir uns in Richtung der Aufzüge entfernten.

Als wir das Hotel zuletzt verlassen hatten, waren wir noch ein kinderloses Ehepaar. Jetzt kehrten wir mit einem Kleinkind in einem Buggy zurück. Hielten sie uns für amerikanische Kindesentführer, die einen Beutezug in Polen unternommen hatten? Würden sie die Polizei holen?

Als wir vor der Aufzugstür auf den Lift warteten, versuchte ich unauffällig festzustellen, ob sie uns noch beobachteten. Sie hatten sich aber längst wieder über ihre Computerbildschirme gebeugt. Vielleicht war ich ein bisschen paranoid. Erika stand auf Tuchfühlung neben mir; eine Hand hatte sie auf den Bügel des Buggys gelegt. Von der feuchtwarmen Luft hatten sich ihre Haare gewellt und ihre Haut glühte in der Hitze.

Beim Anblick der schlafenden Joanna im Kinderwagen war ich ganz entzückt. Wie unfassbar niedlich sie jetzt nach dem

Kleiderwechsel wirkte! Ich kauerte mich vor sie und brachte meine Nase direkt vor ihren Mund. Erika beobachtete mich ganz verblüfft. »Was soll denn das?«, wollte sie wissen.

Ich lächelte zu ihr hoch. »Ich wollte nur sichergehen, dass sie noch atmet. Sie ist so still.«

Erika verdrehte die Augen. Ich richtete mich wieder auf. »Die Rückfahrt mit ihr verlief doch wirklich völlig problemlos, oder? Sie hat ja fast keinen Piep von sich gegeben.«

»Stimmt.«

Quasi zur Selbstvergewisserung, dass wir alles im Griff hatten, nachdem wir nun über Nacht eine Familie geworden waren, fuhr ich fort: »Ich denke, wir haben das Schlimmste hinter uns. Und so wie sie da vor sich hin schlummert, werde ich bestimmt ein glücklicher und zufriedener Vater sein.«

»Darauf würde ich nicht wetten«, erwiderte Erika. »Mit Babys hat man jede Menge Arbeit und manchmal auch viel Ärger.« Die Lifttür ging auf und wir manövrierten den Buggy mit seiner kostbaren Fracht in die Kabine.

Ich zuckte bloß mit den Achseln. »Jetzt bist du aber der Schwarzseher vom Dienst.«

Als die Zimmertür hinter uns ins Schloss gefallen war, seufzten wir erleichtert auf. Endlich waren wir allein. Joanna öffnete die Augen und richtete sich in dem Buggy etwas auf. Ich kauerte mich vor sie, um auf gleicher Augenhöhe zu sein.

»Na, hallo! Haben wir ein schönes Nickerchen gemacht?«

Sie verzog das Gesicht und wand sich in dem Buggy hin und her. Zum Glück löste das sogleich Erikas mütterliche Reflexe aus. Sie öffnete die Gurte, mit denen Joanna festgeschnallt war, hob sie aus dem Kinderwagen und setzte sie auf das Bett, das wir zu einem Doppelbett zusammengeschoben hatten. Aber auch hier fiel sie sofort auf die Seite.

Nun versuchten wir, sie aufzurichten und ihr mithilfe von Kissen etwas Halt zu geben. Dann schütteten wir eine Schachtel mit Spielzeug auf die Bettdecke aus in der Hoffnung, dass sich etwas fand, womit sie sich beschäftigen würde: Plastikwürfel, Stoffbücher, eine Rassel aus echtem Silber, Plüschtiere, ein kleiner Gummiball – aber sie fing lediglich an zu weinen. Ich erstarrte und warf Erika einen Blick zu. »Gütiger Himmel. Das Baby schreit. Was machen wir jetzt?« Monatelang hatte ich mir in den schönsten Farben ausgemalt, wie ich mich als perfekter Daddy verhalten würde, aber jetzt war ich vollkommen hilflos.

Erika nahm Joanna hoch, sprach eine Weile sanft auf sie ein und wiegte sie hin und her. Diese Behandlung schien eine beruhigende Wirkung auszuüben, denn das Weinen verebbte.

In dem Hotelzimmer war nicht viel Platz, aber nachdem wir uns schon eine Woche lang in Polen befanden, hatten wir uns daran gewöhnt. Da es nur einen kleinen Schrank und einen winzigen Frisiertisch gab, lagen unsere Koffer halb geöffnet kreuz und quer auf dem Boden. Die vom Hotel zur Verfügung gestellte Wiege stand zwischen den Betten und einer Wand eingezwängt, sodass man sich zum Bad nur durchschlängeln konnte.

Ich war froh, dass wenigstens einer von uns beiden über natürliche Elterninstinkte verfügte – ich war es jedenfalls nicht. »Woher weißt du so genau, was zu tun ist?«

»Ich habe mich schon um meinen kleinen Bruder Richard gekümmert, als er ein Baby war und ich ungefähr zehn Jahre alt. Ich tat das mit Inbrunst, bis er mich eines Tages von oben bis unten vollgekotzt hat.«

Nach einer Weile wurde das Hin-und-her-Wiegen für Erika zu anstrengend. Joanna hustete wegen ihrer Erkältung ein bisschen Schleim ab. Sie sah ziemlich elend aus und ich wagte es nicht, sie anzufassen. Vielleicht brauchten wir einen Arzt, aber wie sollten wir mitten in der Nacht in Warschau einen finden? Erika setzte Joanna wieder auf das Bett.

»Ich sehe mal in ihrer Windel nach.« Ich kam mir wie der größte Idiot vor. So ähnlich ging es mir, wenn der Motor des Autos nicht ansprang: Das Einzige, was mir einfiel, war, den Ölstand zu kontrollieren, als ob das etwas mit der Zündung des Motors zu tun hätte.

Erika legte eine frische Windel an und ersetzte nun die altmodische, mit Sicherheitsnadeln zusammengeklemmte Stoffwindel aus Mrągowo durch bequemer handhabbare Pampers. Joanna beruhigte sich für etwa eine Minute, dann fing sie von Neuem an zu schreien. Ich konnte nur hilflos zuschauen und spürte gleichzeitig, wie ich wegen des Kreischens Kopfweh bekam. Hoffentlich bekamen die Hotelgäste im Zimmer nebenan nichts mit. Die Betonwände schienen ziemlich dick zu sein. An der einzigen freien Stelle vor unseren Betten stand ich wohl nur im Weg, aber ich fühlte mich machtlos. »Was machen wir denn jetzt?«

Erika blieb ganz ruhig. »Wahrscheinlich hat sie Hunger.«

»Aha. Gute Idee.« Ich kam mir vor wie in einem Slapstick-Film – als müssten sich Dick und Doof unvorbereitet um ein Kleinkind kümmern.

Im Waisenhaus hatte man uns einen Vorrat an Suppen, Muttermilchersatz und anderen Nährflüssigkeiten in altmodischen Glasflaschen mitgegeben. Joanna trank immer noch aus dem Fläschchen, obwohl ein vierzehn Monate altes Kind normalerweise in der Lage ist, Brei oder weich gekochtes Essen mit einem Löffel zu sich zu nehmen. Erika hob sie von der Bettdecke und beruhigte sie, während sie nach einer Flasche mit lauwarmer Möhrensuppe griff. Sie stülpte den Sauger über und führte ihn an Joannas Mund. Das funktionierte. Sie beruhigte sich und fing an zu trinken. Gott sei Dank wissen Frauen instinktiv, wie man ein Baby in einem Hotelzimmer im Ausland behandeln muss, dachte ich. Diesen Ablauf versuchte ich mir einzuprägen: Wenn das Baby weint oder schreit, aufnehmen und hin und her wiegen. Dauert das Schreien an, kommt als Nächstes der Windel-Check. Wenn das nichts hilft, füttern. Das konnte ich mir merken.

Erst als Joanna sich beruhigt hatte, konnte ich wieder normal denken. Mir fiel auf, dass nur noch zwei Flaschen für sie auf dem Frisiertisch standen. »Sag mal, Schatz, was machen wir eigentlich, wenn diese beiden Flaschen aufgebraucht sind?« Erika sah mich etwas entnervt an. »Dann gehen wir in einen Supermarkt und kaufen Babynahrung, die man aus der Flasche füttern kann.«

Sie warf mir einen ironischen und, wie mir schien, überheblichen Blick zu und grinste mich dabei an. »So, du perfekter Vater. Jetzt zeig mal, was du kannst. Übernimm du mal.« Damit übergab sie mir Joanna samt Fläschchen im Mund. »Ich muss nämlich mal auf die Toilette.«

Ich hatte noch nie zuvor ein Baby gefüttert. Es kam mir so vor, als hielte ich eine tickende Zeitbombe im Arm. Ich versuchte etwas umständlich, sie irgendwie in der Ellenbogenbeuge zu halten und dabei die Flasche nicht zu verlieren. Ihr Gesichtsausdruck wirkte beim Trinken geradezu selig; ihre Augen waren halb geschlossen, als sie ausgetrunken hatte. Nun nahm ich die Flasche fort und sah mich nach etwas um, womit ich ihr den Mund abwischen konnte. Das Nächstliegende war mein Hemdzipfel. Sie beobachtete mich jetzt wieder genauso intensiv wie am Tag zuvor im Waisenhaus. Was sollte ich jetzt tun? Erika war immer noch im Badezimmer.

Ich ging mit ihr hinüber zum Fenster. Von hier aus hatte man einen weiten Blick auf trostlose, eintönig-graue »Neubau«-Gebiete aus den Fünfzigerjahren. Durch ein paar dünne Schichten Smog schimmerte der Sonnenuntergang in ausgeblichenem Altrosa hindurch. Auf der anderen Straßenseite erhob sich eines der höchsten und möglicherweise hässlichsten Gebäude in ganz Europa, der Warschauer Kulturpalast. Er war Anfang der Fünfzigerjahre als »Geschenk« der Sowjetunion hochgezogen worden.

Joanna jedenfalls schien die Aussicht zu genießen: Unter uns floss der Verkehr, die Pkws und Lkws wirkten von hier oben wie Spielzeugautos. Erika tauchte aus dem Bad wieder auf; sie wirkte ein bisschen übermüdet, aber glücklich. »Hat sie schon Bäuerchen gemacht?«

»Bäuerchen?« Ich erinnerte mich dunkel, dass ich in einem Buch über Babys etwas darüber gelesen hatte. Erika verdrehte die Augen, nahm mir Joanna ab und legte sie sich über die Schulter. »Du musst immer dafür sorgen, dass Babys nach dem Füttern aufstoßen können.« Auch daran musste ich mich erinnern: Lies noch einmal in dem Baby-Buch das Kapitel über Bäuerchen machen.

Ich rief den Zimmerservice an, um für uns ein paar Sandwiches und Bier sowie heißes Wasser für die Zubereitung des Muttermilchersatzes zu bestellen. Dann zappte ich durch die Fernsehkanäle. Es gab eine russische Game-Show, eine deutsche Nachrichtensendung, ein Fußballspiel in Italien, eine französische Talkrunde, einen polnischen Dokumentarfilm über Hitler und CNN-Nachrichten. Endlich etwas, das ich verstehen konnte. Erika schnallte Joanna wieder in dem Buggy fest und stellte ihn ungefähr einen Meter vor den Fernseher. Joanna blickte unverwandt, ohne zu blinzeln, auf die Mattscheibe, offensichtlich fasziniert von diesem Wunder der Technik sowie den Nachrichten aus aller Welt. Ich ließ mich erschöpft auf das harte Bett fallen, als eine frische Nachricht über Boris Jelzin gesendet wurde, den ersten gewählten Präsidenten Russlands.

»Wie lange sind wir jetzt schon Eltern? Vier Stunden? Ich bin schon völlig gestresst. Ich weiß nicht, wie ich das weitere achtzehn Jahre durchhalten soll«, stöhnte ich.

Erika ließ sich neben mich fallen. »Am besten gewöhnst du dich rechtzeitig daran.«

Ich blickte auf Joanna vor dem flimmernden Bildschirm. So schnell saßen wir alle gemeinsam vor dem Fernseher wie eine richtige Familie. »Ich habe nur Spaß gemacht. Ich meinte natürlich positiven Stress. Ich habe jeden Augenblick genossen.«

Als der Etagenkellner auftauchte und unser Essen brachte, war es fast zehn Uhr abends. Joanna war immer noch wach und wand sich wieder in dem Buggy. »Wir sollten sie ins Bett bringen.« Erika machte sie los und kontrollierte noch einmal die Windel. Dann legte sie sie auf dem Bauch in die Wiege und breitete eine Wolldecke über sie, legte ihr die Quietschpuppe dazu, ein Plüschhäschen und ein Daunenkissen, das sie in einem Laden in Warschau gekauft hatte.

Joanna ruderte mit ihren Ärmchen und Beinchen wie eine Schildkröte und schließlich gelang es ihr, sich auf alle viere aufzurichten. Da stand sie nun auf Händen und Knien. Sie brummte leise vor sich hin und wiegte sich selbst auf den Knien vor und zurück, wobei sie die ganze Zeit stur geradeaus schaute. Erika und ich beobachteten sie wie versteinert. Joanna schien unsere Anwesenheit gar nicht wahrzunehmen. Erika flüsterte: »Meine Güte. Mir kommt es so vor, also versucht sie sich selbst in den Schlaf zu wiegen.« Ich beobachtete sie weiter. »O Mann. Wir haben doch mal im Fernsehen diese Sendung über Waisenkinder in Rumänien gesehen. Die machten es genauso.«

Erika sprach von einem Dokumentarfilm, den wir etwa ein Jahr zuvor auf ABC gesehen hatten; darin ging es um rumänische Kinder, die in staatlichen Waisenhäusern sich selbst überlassen blieben. Das war das erschreckende Ergebnis eines grotesken Vorhabens der Ceaușescu-Diktatur, Frauen dazu zu bringen, Kinder für den Staat zu gebären, die dann in staatliche »Obhut« kamen. Die Bilder im Fernsehen waren herzzerreißend gewesen: Kinder in Zwangsjacken, die in kalten, düsteren Räumen an Metallbetten gekettet waren, geistig gestörte Halbwüchsige, um die sich niemand kümmerte und die sich ständig hin und her wiegten; völlig vernachlässigte und verdreckte Kleinkinder, die zu schwach waren, um zu schreien.

Nach ungefähr zehn Minuten ließ sich Joanna wieder auf die Seite fallen und war nur noch ein wimmerndes Häufchen Elend. Vielleicht konnte sie wegen ihres rasselnden Hustens nicht einschlafen. Erika sprang vom Bett, nahm sie hoch, wiegte sie in den Armen und sprach sanft auf sie ein. Joannas Zustand schien sich jedoch nur zu verschlimmern. Aus ihrem Weinen wurde ein durchdringendes Schreien.

Solch ein verzweifeltes Schreien hatte ich noch nie gehört. Gab es denn keinen Schalter, mit dem man es einfach abstellen konnte? Wir hatten einen langen Tag hinter uns und brauchten auch unseren Schlaf. Erika wiegte sie unablässig hin und her, auf und ab. Sie setzte sie wieder vor den Fernseher, aber Joanna wollte einfach nicht aufhören zu schreien.

Erst eine Stunde später, gegen elf Uhr, beruhigte sich Joanna einigermaßen. Erika legte sie wieder auf den Bauch in die Wiege, küsste sie auf ihr heißes, schweißbedecktes Köpfchen, zupfte die Wolldecke zurecht und schob das Daunenkissen nahe an ihr Gesicht.

Wir sahen einander erschöpft an. Es kam mir so vor, als wären wir zwei Sprengstoffexperten, die soeben eine hochexplosive Granate entschärft hatten. Ich beobachtete Joanna vorsichtig, um sie ja nicht zu stören, über den Rand der Wiege hinweg und hörte zu, wie sie atmete. Ihre Nase war verstopft, deswegen inhalierte sie durch den offenen Mund. Ich flüsterte ihr zu: »Du armes Baby. Aber von nun an wirst du nachts nie mehr alleine schlafen.«

Dann wünschte ich ihr mit Kusshand eine gute Nacht.

SECHS

Zwei Tage nach unserer Rückkehr aus Mrągowo hatten wir unseren Termin beim Familiengericht in Warschau, um die Adoption unter Dach und Fach zu bringen. Da wir Joanna nicht mitnehmen konnten, hatte uns das Hotel eine Babysitterin vermittelt; das Mädchen war fünfzehn oder sechzehn Jahre alt und sollte in unserem Hotelzimmer auf Joanna aufpassen. Wir waren alles andere als begeistert, sie erstmals alleine lassen zu müssen, wenn auch nur für ein paar Stunden, aber es ging nicht anders. Erika unterhielt sich eine Weile mit dem Mädchen auf Polnisch und hielt sie für vertrauenswürdig.

Der Gerichtssaal war zwar klein, aber aufwendig im Stil klassischer Gerichtssäle eingerichtet. Die erhöhte Richterbank, die Tische, die Zuschauergalerie und die geschnitzten Wandpaneele hatten alle Mahagonifurnier. Sämtliche gerichtlichen Amtspersonen – der Richter, der Staatsanwalt und Renata – trugen schwarze Roben und am Hals weiße Schleifen; fehlten eigentlich nur noch gepuderte Perücken wie in England. Ansonsten waren bei dem Termin nur zwei Geschworene, ein Berichterstatter und eine Übersetzerin für mich anwesend, da ich die einzige Person war, die nicht Polnisch sprach.

Alles wirkte sehr ehrfurchtgebietend. Erika und ich saßen an einem langen Tisch gegenüber der Richterbank. Es kam mir so vor, als seien aller Augen auf uns gerichtet, außer bei der Richterin, die in einer Akte blätterte und sich dabei mit Renata und dem Staatsanwalt unterhielt. Ich versuchte in ihren Mienen zu lesen und die Tonlage zu erfassen, um ein Gefühl dafür zu bekommen, wie unser Fall ausgehen würde. Da wir im Grunde keine Ahnung vom polnischen Justizsystem hatten, mussten wir uns vollkommen auf Renata verlassen, die uns versicherte, dass es keine Probleme geben werde.

Meine Hände waren kalt und feucht. Um mich zu beruhigen, streichelte Erika meinen Arm. Dann eröffnete die Richterin die Verhandlung. Sie war ungefähr Mitte vierzig und strahlte viel Autorität aus. Vielleicht war sie selbst auch Mutter und würde sich als verständnisvoll erweisen und unseren Antrag wohlwollend behandeln. Wenigstens sollte sie von Erikas Polnischkenntnissen beeindruckt sein, dachte ich mir. Sie hielt eine Art Ansprache und wirkte recht streng dabei. Die Übersetzerin flüsterte mir ins Ohr, dass sie die grundlegenden Fakten des Falls vortrug. Dann wandte sich die Richterin an mich. Ich lehnte mich seitwärts zu der Übersetzerin. »Die Richterin möchte Sie als Zeugen vernehmen.«

Erika drückte fest meine Hand, als ich mich erhob. »Vergiss nicht zu atmen.«

Als ich der Richterin gegenüberstand, schwirrte mir der Kopf, und meine Kehle fühlte sich trocken und rau an, als hätte ich Sand im Mund; ich kam mir eher vor wie ein Angeklagter als wie ein Adoptivvater. Die Richterin schaute mich über ein Blatt Papier hinweg an und las etwas aus dem Dokument vor. Die Übersetzerin war einen ganzen Kopf kleiner als ich, deswegen musste ich mich hinunterbeugen, um zu verstehen, was sie sagte: »Sie gibt Ihre Personalien zu Protokoll.«

Dann sagte die Richterin etwas zu mir, was sich wie eine Frage anhörte. Die Übersetzerin flüsterte: »Welche Gefühle haben Sie für das Kind?«

Die Richterin wartete mit ausdrucksloser Miene auf meine Antwort. Ich erstarrte und war etwas verwirrt. Wir hatten Joanna ja gerade erst kennengelernt, aber wir würden es nicht zulassen, dass man sie uns wieder wegnahm. Für das Kind selbst waren wir natürlich immer noch Fremde. Sollte ich ihr etwas vorlügen? Würde ich dann den ganzen Adoptionsprozess in Gefahr bringen? Ich hätte mir darüber im Vorhinein Gedanken machen sollen.

Es kam mir so vor, als brauchte ich eine kleine Ewigkeit für die Antwort. Schließlich sagte ich mehr in Richtung der Übersetzerin: »Ich liebe dieses Kind über alles. Ich fühle mich ihm bereits jetzt innig verbunden.«

Meine Güte, wie klang denn das?

Die Richterin blickte die Übersetzerin an, stellte eine weitere Frage: »Ist Ihnen bewusst, dass dieses Kind genau dieselben Rechte haben wird wie ein natürliches Kind von Ihnen?«

Ich schluckte und nickte: »Jawohl, Euer Ehren.« Ich hoffte inständig, dass sie mich sympathisch fand.

Dann formulierte sie eine weitere Frage. Wieder beugte ich mich zu der Übersetzerin. »Sind Sie sich bewusst und stimmen Sie zu, dass Sie eine lebenslange Verpflichtung gegenüber diesem Kind eingehen und für seinen Lebensunterhalt und für seine Erziehung sorgen werden?«

Aber selbstverständlich! Sie brauchen nur die Adoption genehmigen!

»Ja, Euer Ehren.«

»Dziękuję. Proszę siedzieć.« Die Übersetzerin sagte, dass die Richterin sich bedankte und mich bat, mich zu setzen. Ich verneigte mich und tat wie geheißen. Dann wurde Erika als Zeugin aufgerufen und durchlief die gleiche Prozedur direkt auf Polnisch.

Ende der Vorstellung.

Das Gericht zog sich für zwanzig Minuten zur Beratung zurück. Erika und ich gingen hinaus in die Vorhalle vor dem Sitzungssaal, Renata blieb drinnen. Wir standen allein unter dem mächtigen, repräsentativen Gewölbe; nur gelegentlich hallten von irgendwoher Schritte. Ich war ziemlich erschöpft, obwohl die Anhörung gar nicht so lange gedauert hatte. Wir nahmen einander in die Arme, sagten aber kein Wort.

Ich ging unruhig auf und ab, die Hände tief in den Taschen vergraben. Ich konnte nur an das Worst-Case-Szenario denken. Irgendein Problem würde es sicher geben. Vielleicht waren unsere Unterlagen oder irgendwelche Formulare nicht vollständig. Vielleicht waren inzwischen durch eine ministerielle Verordnung alle Adoptionen ins Ausland untersagt. Joanna würde dann ins Waisenhaus zurückgeschickt werden und wir mussten unverrichteter Dinge wieder abreisen.

Man hörte das Klackern von hohen Absätzen auf dem Marmorfußboden, das aufgrund des von der Gewölbedecke erzeugten Halls verstärkt wurde. Es war Renata. Sie lächelte breit und bedeutete uns, zurück in den Gerichtssaal zu kommen. »Es sieht alles sehr gut aus«, sagte sie.

Mir fiel ein Stein vom Herzen, als wir ihr in den Verhandlungssaal folgten. Wieder lauter strenge Mienen. Die Richterin bat Erika und mich aufzustehen. Renata erhob sich ebenfalls. Ich beugte mich seitwärts, um aus dem Mund der Übersetzerin die englischsprachige Version des Gerichtsbeschlusses zu vernehmen:

»Dem Antrag der amerikanischen Staatsbürger John R. Brooks und Erika Brooks, geborene Borkowski, auf Adoption der polnischen Staatsbürgerin Joanna Dymowska wird stattgegeben. Ferner trifft das Gericht folgende Feststellungen: 1. Die

Adoption des Kindes durch das Ehepaar Brooks ist sofort wirksam. 2. Das Kind trägt den Familiennamen Brooks. 3. Der Vorname des Kindes wird in ›Casey‹ geändert. 4. Es wird eine dementsprechende neue Geburtsurkunde ausgestellt.«

Die Richterin sah von dem Dokument auf, das sie gerade verlesen hatte, und lächelte uns zum ersten Mal warmherzig an.

»Gratulacje, Pan i Pani Brooks!« – Herzlichen Glückwunsch, Mr und Mrs Brooks! Ich konnte es kaum glauben. War es nun tatsächlich geschehen? Die Stimmung im Gerichtssaal veränderte sich schlagartig von nüchtern und ernst zu fröhlich und glücklich. Alle lächelten und nickten eifrig wie zur Bestätigung. Erika und ich schnappten uns Renata für eine lange, warmherzige Umarmung.

Aus Joanna Dymowska war nun ganz offiziell Casey Joanna Brooks geworden und wir waren vor dem Gesetz und nach Maßgabe eines polnischen Gerichts ihre Eltern.

SIEBEN

Nachdem wir diesen entscheidenden Gerichtstermin hinter uns hatten, mussten wir als Nächstes zu einer Kinderneurologin für eine medizinische Untersuchung von Casey. Mit einer Unbedenklichkeitsbescheinigung der Neurologin würden wir bei der amerikanischen Botschaft das Visum für Casey erhalten und hätten es geschafft. Wir hatten in verhältnismäßig kurzer Zeit so viel erreicht und ich sah uns schon auf der Zielgeraden. Aber dieser Teil war dann doch mehr als eine bloße Formalität.

Unter der Reagan-Regierung war 1987 ein Gesetz beschlossen worden, wonach Menschen, die Aids hatten, nicht in die USA einreisen durften. Und nachdem regelrechte Horrorgeschichten aus rumänischen Waisenhäusern bekannt geworden waren, verhielt sich das Außenministerium bei der Erteilung von Einwanderungsvisa auch äußerst restriktiv, was die medizinischen Anforderungen anbelangte. Wenn ein von der amerikanischen Botschaft anerkannter polnischer Vertrauensarzt oder eine Ärztin nicht bescheinigte, dass Casey entsprechend den ausführlichen Richtlinien des US-Außenministeriums, die sehr viel weiter gingen als der bloße Ausschluss von Aids, gesund war, dann konnten wir sie nicht mit nach Hause nehmen.

Renata unterrichtete uns darüber, dass die amerikanische Botschaft viele Visumsantragssteller an diese Ärztin verwies. Sie hatte keinen besonders engen Draht zur Botschaft, aber man vertraute ihr dort. Im Zusammenhang mit anderen Adoptionsfällen, die von dieser Ärztin untersucht worden waren, hatte es nie Komplikationen gegeben.

Die Arztpraxis befand sich in einem repräsentativen Gebäude aus dem 19. Jahrhundert – eines der wenigen in Warschau, das im Zweiten Weltkrieg nicht zerstört worden war – und in einer baumbestandenen Straße in einer guten Gegend. Erika, Renata und ich saßen ganz gelassen im Wartezimmer. Renata spielte mit einer Zigarette herum und Erika schob Casey im Kinderwagen hin und her. Casey beschäftigte sich damit, ihre Nasenspitze zu reiben, bis sie rot und schrundig war. Offenbar hatte sie sich das im Waisenhaus angewöhnt, wo Schnuller für die Kinder aus Angst vor Bazillen und Infektionen verpönt waren.

Es war noch nicht einmal eine Woche her, seit Casey das Waisenhaus verlassen hatte. Schon in dieser kurzen Zeit hatte sie sich in erstaunlicher Weise entwickelt und war längst nicht mehr das stille, teilnahmslose Kind. Sie war inzwischen viel aufgeweckter und mitteilsamer, fröhlich und fast könnte man sagen gesprächig, auch wenn ihr »Vokabular« hauptsächlich aus allen möglichen Grunz- und Quietschlauten bestand und einem gelegentlichen »Bah« oder »Dah«.

Sie beschäftigte sich mit den Spielsachen, die wir für sie mitgebracht hatten, und interessierte sich vor allen Dingen für das Programm des Musiksenders MTV; das war einer der drei englischsprachigen Fernsehkanäle, die wir in unserem Hotelzimmer empfangen konnten. Am schönsten war aber, dass sie es nun mit einem Kissen als Rückenstütze schaffte, aufrecht zu sitzen. Zwar hatte sie immer noch kleine Wutanfälle und Schreikrämpfe, besonders, wenn es Zeit zum Schlafen war, aber das war sicher üblich bei einem vierzehn Monate alten Baby.

Die Tür zum Behandlungszimmer ging auf und die Ärztin in einem weißen Kittel trat ins Zimmer. Sie mochte etwa fünfzig bis Mitte fünfzig sein, war klein und stämmig und schaute recht ernst drein. Sie hielt sich eine Lesebrille, die an einer Kette um ihren Hals hing, vor die Nase und schaute auf ein Clipboard, das sie in der Hand hielt. »Brooks?« Dann musterte sie uns, kurz und ohne eine Miene zu verziehen, und bedeutete uns, ihr ins Arztzimmer zu folgen.

Während der nächsten zwanzig Minuten beobachtete ich zunehmend irritiert die Untersuchung, die die Ärztin mit Casey auf einem Untersuchungstisch aus blankem Edelstahl durchführte. Obwohl sie kräftiger geworden war und sich ihr Gleichgewichtssinn verbessert hatte, konnte Casey ohne Unterstützung nicht wirklich aufrecht sitzen, sondern schwankte hin und her. Die Ärztin sah in ihre Augen und Ohren, in Mund und Rachen und hörte ihre Lungen mit dem Stethoskop ab. Dann testete sie den sogenannten Fallschirmreflex, bei dem man das Baby mit beiden Händen am Bauch umfasst, wenige Zentimeter anhebt und dann auf die weiche Unterlage fallen lässt. Casey plumpste dabei einfach auf den Bauch, ohne sich reflexhaft mit Händen und Knien abzustützen. Die Miene der Ärztin verfinsterte sich dabei deutlich. Sie testete ferner die Hand-Auge-Koordination, die Greifreflexe und klopfte mit einem Gummihämmerchen auf die Ellbogen- und Kniegelenke, um festzustellen, ob diese Reflexe funktionierten.

Alle drei Frauen kommentierten die Untersuchung in aufgeregtem Ton. Renata wich der Ärztin nicht von der Seite und gestikulierte ziemlich viel. Die Ärztin, von allen noch die Ruhigste, richtete eine Frage an Erika; die schüttelte verneinend den Kopf. Casey begann sich hektisch zu bewegen. Die Ärztin trug Resultate und Notizen auf dem Clipboard ein; ihre Miene wirkte dabei sehr streng. Mein Herzschlag beschleunigte sich. Das sah alles nicht gut aus. Wenn die Ärztin nur hätte sehen können, welche Fortschritte Casey gemacht hatte, seit wir sie aus dem Waisenhaus abgeholt hatten!

Nun schaute Renata alles andere als glücklich drein. Sie redete in ernstem Ton mit der Ärztin, ruderte dabei mit den Armen auf und ab und zeigte auf Casey. Die Ärztin hörte ihr ungerührt zu und schüttelte schließlich den Kopf. Erika wirkte auch ziemlich eingeschüchtert. Renata bat uns, mit Casey ins Wartezimmer zu gehen, bis sie die Angelegenheit mit der Neurologin geklärt habe. Kaum standen wir im Gang draußen, konnte ich mich nicht länger zurückhalten. »Schatz, was zum Teufel ist denn los?«

Erika seufzte tief auf. »Die Ärztin hat Bedenken, insbesondere wegen Caseys unterentwickelter motorischer Fähigkeiten, wie man beim Fallschirmtest gesehen hat und beim schlechten Aufrechtsitzen.«

Ich verzog das Gesicht.

»Sie meinte, Casey sollte in ihrem Alter schon selbstständig gehen.«

Beunruhigt schauten wir uns an.

Kurze Zeit später kam Renata aus dem Behandlungszimmer. Sie wirkte niedergeschlagen und zündete sich als Erstes eine Zigarette an. Wir ließen ihr die Zeit, erst mal auf ihre Art »durchzuatmen«; sie blies den Rauch an die Decke und schüttelte den Kopf. Das machte nicht gerade Mut. Hätte das Ganze nicht nur eine reine Formalität sein sollen? Renata hustete und wedelte den Rauch vom Gesicht weg. »Sie sagte, sie kann nicht gegenüber der US-Botschaft bestätigen, dass Casey gesund ist. So können wir nicht bekommen Visum.«

Da standen wir nun alle drei sehr betreten in dem Flur; das war wirklich niederschmetternd. Keiner sagte etwas, nur Casey kaute munter in ihrem Buggy sitzend an einem bunten Seestern aus Stoff herum. Mir war, als schwankte der Boden.

Casey war zwar nach polnischem Recht nun unser Kind, doch entsprechend dem internationalen Recht hielten Erika und ich uns als amerikanische Staatsbürger in Polen lediglich mit einem Touristenvisum auf, das zeitlich begrenzt war. Casey war noch polnische Staatsbürgerin ohne Ausreisevisum beziehungsweise ohne Einreisevisum für die USA. Solange wir dieses nicht bekommen konnten, durften wir sie nicht mitnehmen, aber wir beide konnten auch nicht ewig in Polen bleiben, sondern nur solange unsere Visa gültig waren. Mich überfiel der abenteuerliche Gedanke, dass wir unsere Visa einfach überziehen könnten. Aber dann drohten Abschiebung, eventuell Haft – und schlimmstenfalls könnte man uns Casey wieder wegnehmen.

Ratlos sahen wir Renata an.

Sie drückte ihre Zigarette aus. »Noch ist nichts verloren. Das Ganze sollte kein Problem sein, wenn wir uns eine zweite Meinung von einem anderen Arzt geben lassen.«

Erika und ich schöpften etwas Hoffnung, während Casey den Seestern dazu benutzte, sich die Nase zu reiben.

»Meinen Sie wirklich?«, hakte ich vorsichtig nach.

»Ich mache Termin für Zweitgutachten morgen mit Arzt in Kinderkrankenhaus«, verkündete Renata mit einem Anflug von Selbstbewusstsein. »Das wird schon gut gehen. Ich kenne Direktor dort.«

Sie erstaunte mich immer wieder.

Tags darauf fuhren Erika, Casey und ich mit dem Taxi zum Warszawski Szpital dla Dzieci, zum Warschauer Kinderkrankenhaus, wo wir wegen dieses Zweitbefunds einen Termin bei einem Kinderpsychologen hatten. Renata konnte uns diesmal nicht begleiten, aber sie beschwichtigte unsere Befürchtungen, den Termin allein wahrzunehmen, indem sie uns versicherte, dass diese Untersuchung reibungslos über die Bühne gehen werde. Im Übrigen hatten wir ohnehin keine andere Wahl und mussten ihr vertrauen. Bis hierhin hatte sie uns erfolgreich durch sämtliche Hindernisse und Rückschläge manövriert. Dies hier sollte die letzte Hürde sein.

Wir kamen vor einem imposanten Gebäudekomplex mit großem säulenbestandenem Haupteingang an. Das historische Gebäude war keineswegs in Ehren ergraut, sondern schlicht heruntergekommen. Die abweisende Fassade war seit Jahrzehnten nicht mehr neu verputzt und gestrichen worden. An den Fenstern hingen schwarze Fahnen. Was um Himmels willen sollte denn das? Ist Schwarz nicht die Trauerfarbe? Ich wünschte, wir hätten doch darauf bestanden, dass Renata mitkam.

Wir stiegen aus dem Taxi und durchquerten die Eingangshalle. Erika schob den Buggy. Casey hatte ihr Sonnenhütchen auf und trug ein Rüschenhöschen mit passendem Oberteil und dazu weiße Schühchen. So sah sie selbst aus wie ein Spielzeugpüppchen und sie umklammerte ihre Quietschpuppe, die wir ihr gleich am ersten Tag im Waisenhaus geschenkt hatten.

Am Empfangstresen brannte kein Licht und überhaupt wirkte alles wie ausgestorben – merkwürdigerweise gerade hier, wo in jedem anderen Krankenhaus der meiste Andrang herrscht.

»Sind dir die schwarzen Fahnen draußen an der Fassade aufgefallen?«, fragte ich Erika.

Sie sah mich entgeistert an. »Wie hätte man die übersehen können? Ich wüsste wirklich zu gern, was es damit auf sich hat.«

Wir entdeckten eine junge Frau, die hinter einem Tisch saß, und hofften, dass sie uns weiterhelfen konnte. Ich stand etwas hilflos daneben, während sich Erika mit der Frau angeregt unterhielt; anschließend wies diese uns den Weg zu den Aufzügen. Als wir die große Eingangshalle durchquerten, wurde der Eindruck gespenstischer Stille immer verstörender. Beim Warten auf den Lift fragte ich Erika: »Worüber habt ihr beiden euch denn so ausführlich unterhalten?«

»Ich habe sie gefragt, was die schwarzen Fahnen bedeuten.«

»Ja, und?«

»Sie erklärte mir, das Personal würde streiken, weil es nicht genügend Medikamente gibt. Außerdem zahlt der Staat die Gehälter nicht – oder nicht regelmäßig – und einige Stationen oder Dienste sind geschlossen worden.«

Na wunderbar.

Wir quetschten uns in den klapprigen Lift, der die Größe einer Telefonzelle hatte. Anscheinend stammte er noch aus dem 19. Jahrhundert. Ich zog die Gittertür zu und drückte auf den Knopf für den fünften Stock. Die Kabine fuhr ruckartig an und glitt an dunklen und menschenleeren Korridoren vorbei.

Ich litt schon seit längerer Zeit unter Platzangst, vor allem in solchen engen Aufzügen. Insbesondere seitdem ich im Jahr 1985 einmal in Manhattan eine Stunde in einem überfüllten Aufzug stecken geblieben war, konnte ich enge Räume nur schwer ertragen. Ich suchte das Dach der Kabine nach einer Fluchtmöglichkeit ab. Das war meine Art, diesen Zustand in den Griff zu bekommen. Schweißbäche liefen mir am Rücken hinab. »Ich weiß nicht, wie euch zumute ist, aber ich werde nachher lieber die Treppe nehmen!« Erika legte ihre Hand auf meinen Arm. »Beruhig dich, Schatz. Atme tief durch. Wir sind gleich oben.«

Der Lift kam wiederum mit einem Ruck im fünften Stock zum Stehen. Mit einer raschen Handbewegung schob ich das altmodische Gitter zurück und war sehr erleichtert. Das Letzte, was ich wollte, war, dass meine Tochter zusah, wie ihr Dad in einer Panikattacke ausflippte.

Auch hier oben waren die Flure dunkel und wirkten ziemlich

schmuddelig. Alles schien verlassen, die Luft war abgestanden, manchmal bekam man einen stechenden Geruch in die Nase. Entlang der einen Wand reihten sich fahrbare Betten, Rollstühle, Gehstützen und Essenswagen dicht aneinander, sodass man sich wenigstens auf der anderen Hälfte des Flurs frei bewegen konnte. Aber wir waren die Einzigen, die sich hier bewegten.

Wir gingen langsam den Korridor entlang und lugten vorsichtig in jedes Stationszimmer, aber es gab nirgendwo ein Lebenszeichen, alles war verwaist. Das war wirklich ein bisschen gespenstisch. »Ich glaube, wir hätten doch so lange warten sollen, bis Renata Zeit gehabt hätte, um uns zu begleiten. Es sieht hier ja so aus, als wäre das ganze Krankenhaus geschlossen.«

Am letzten Zimmer dieses Korridors klopfte Erika vorsichtig an die Tür und öffnete sie. Wir schauten hinein und erblickten eine recht attraktive junge Frau in einem weißen Arztkittel, die an einem grünen Metallschreibtisch saß und etwas schrieb. Sie sah so jung aus, als käme sie frisch von der Uni. »Vielleicht spricht sie Englisch«, flüsterte ich Erika zu.

Erika trat näher auf die junge Frau zu. »Przepraszam, czy Panienka, mowi po angielsku?« – Entschuldigen Sie, meine Dame, sprechen Sie Englisch?

Die Ärztin blickte ein wenig gereizt hoch und antwortete: »Ja, und wer sind Sie?«

»John und Erika Brooks. Wir sind auf der Suche nach der Kinderpsychologin. Unsere Anwältin, Renata, hat einen Termin mit ihr vereinbart, damit sie unsere Tochter untersuchen kann.«

Die junge Frau wurde etwas munterer und stand auf, um uns zu begrüßen. »Ah ja. Die Psychologin bin ich.« Sie streckte Casey ihren Zeigefinger hin. »Und wen haben wir da?« Casey griff mit der ganzen Hand nach dem Finger und die Ärztin wackelte sanft damit hin und her. Casey lächelte.

»Das ist unsere Tochter Casey«, erklärte Erika. »Vielleicht haben Sie schon davon gehört, dass die Vertrauensärztin der amerikanischen Botschaft eine zweite Meinung einholen möchte, bevor sie sich eventuell bereit erklärt die für die Visumserteilung erforderliche Unbedenklichkeitsbescheinigung zu unterschreiben.«

»Ja, genau.« Die Psychologin wies uns in den benachbarten Untersuchungsraum. »Bitte sehr.«

Wir traten in einen kleinen, ziemlich dunklen Raum, in dem es muffig roch. Die junge Ärztin löste die Gurte von Caseys Buggy und hob sie hoch.

Das Ganze dauerte ungefähr eine halbe Stunde. Erika berichtete, was es über Casey zu berichten gab, und hob besonders die optimistische Prognose des polnischen Neurologen vom April hervor sowie die bemerkenswerten Fortschritte, die Casey zuletzt in dieser einen Woche mit uns gemacht hatte. Die Psychologin nickte hin und wieder dazu.

Sehr beklommen beobachteten wir, wie die Psychologin bei Casey die gleichen Tests durchführte wie die andere Ärztin am Tag zuvor: aufrecht sitzen, den Fallschirmreflex, Greifreflexe, Wahrnehmungsfähigkeiten. Casey war immer noch schwach und konnte einige Tests nicht zufriedenstellend erfüllen. Nach einer Weile wurde Casey unleidlich und begann zu weinen. Die Psychologin summte ihr etwas vor, als sie sie Erika zurückgab.

Wir sagten nichts weiter, sondern warteten einfach ab, als die junge Ärztin sich umwandte, um in einem Spiralheft Notizen niederzuschreiben. Dann drehte sie sich wieder um und sah uns an. »Offensichtlich verfügt Casey noch nicht über alle in ihrem Alter üblichen motorischen Fähigkeiten.« Erika und ich starrten sie an und nickten mechanisch. »Daher kann ich die Bedenken meiner Kollegin durchaus nachvollziehen, aber meiner Meinung nach ist sie einfach nur zu schwach, weil ihr bisher die entsprechenden Anreize fehlten.« Wir lächelten sie überglücklich an. Mir fiel ein Stein vom Herzen.

»Und ich halte es für ein sehr ermutigendes Zeichen, dass sie innerhalb so kurzer Zeit schon so deutliche Fortschritte gemacht hat.« Erika und ich nickten übertrieben eifrig wie zwei Wackelkopffiguren.

Danke! Danke!

Abschließend sagte die Ärztin noch: »Ich werde der Erstgutachterin meine Einschätzung übermitteln. Das sollte genügen, um die Anforderungen für das Einreisevisum Ihrer Tochter zu erfüllen. Ich wünsche Ihnen alles Gute.«

Ich hätte diese Frau am liebsten geküsst. »Dziękuję! Dziękuję!«

»Nie ma za co.« – Gern geschehen. Sie lächelte mich an. »Ihr Polnisch ist bereits sehr gut.«

Gott sei Dank. Wir hatten es geschafft.

Da mein Jahresurlaub bis zum letzten Tag ausgeschöpft war, musste ich nun nach Hause nach Connecticut fahren. Erika blieb mit Casey noch zwei Wochen länger bei Erikas Tante Nusia und ihrem Onkel Marian in Breslau, bis ihr Caseys Einwanderungsvisum für die Vereinigten Staaten ausgehändigt wurde.

ACHT

In den folgenden Jahren wuchsen Erika und ich allmählich in die übliche Elternrolle hinein. Nachdem wir die Adoption und die ganzen damit verbundenen Umstände eher als traumatisch erlebt hatten, lag uns nun umso mehr daran, ein möglichst normales Familienleben zu führen, und im Großen und Ganzen gelang das auch. Ich arbeitete weiter für eine kleinere Investmentfirma, wohingegen Erika ihre Goldschmiedewerkstatt aufgab, um sich zu Hause um Casey zu kümmern. Wir waren beide der Meinung, dass nach allem, was sie durchgemacht hatte, ein Elternteil voll für sie da sein sollte.

Von Anfang an machten wir Casey klar, dass sie nicht unser natürliches Kind, sondern adoptiert war. Da wir über ihre Herkunft so gut wie nichts wussten, dachten wir uns eine Geschichte aus:

Deine Mutter hatte dich sehr lieb, doch sie war sehr arm und konnte nicht gut für dich sorgen. Aber sie wollte für dich ein besseres Leben, als sie es dir hätte bieten können. Daher haben Mommy und Daddy eine lange Reise nach Polen gemacht, um dich ausfindig zu machen, denn der liebe Gott wollte, dass wir wie eine Familie zusammenleben.

Wenn das Thema mal zur Sprache kam, zeigte Casey nie besonders viel Interesse. Sie fragte nie, wer ihre natürliche Mutter gewesen sei, ob sie vielleicht Geschwister hätte oder wer ihr leiblicher Vater war. Zu Erikas großem Bedauern zeigte sie auch wenig Interesse für die polnische Kultur und sah sich nie die stundenlangen Videos an, die ich während unserer Reise aufgenommen hatte. Als wir sie fragten, ob sie nicht vielleicht eines Tages ihre richtige Mutter kennenlernen wolle, ließ sie uns abblitzen. Daher ließen wir die Sache auf sich beruhen und hofften, dass sie irgendwann von selbst darauf zu sprechen kam.

Als die Jahre ins Land gingen, wurde die Waisenhaus-Episode für uns alle zur marginalen Erinnerung. Für Casey hoffte ich sogar, dass ihr erstes Lebensjahr keinerlei Spuren in ihrem Gedächtnis hinterlassen hatte. Sie war inzwischen ein vollwertiges Mitglied unserer Familie und es fühlte sich für mich auch so an, als sei sie unser natürliches Kind. Daher bezogen wir sie auch ganz in unsere eigenen Familientraditionen mit ein. Ich ging ihr gegenüber sogar so weit, zu behaupten, dass sie meiner Mutter ähnele, als diese noch ein Mädchen war. Beide hatten rundliche Gesichter, sehr helle Haut und hellblondes Haar mit Bubikopfschnitt. Ich fand, sie sahen einander wirklich ähnlich. Doch was sich Casey in ihrem hellen Köpfchen bei alldem dachte, davon hatte ich keine Ahnung.

Bis zu ihrem zweiten Lebensjahr hatte Casey sämtliche Entwicklungsdefizite gegenüber Gleichaltrigen eingeholt. Sie war nicht mehr das in sich zurückgezogene Kind, das wir im Waisenhaus kennengelernt hatten, sondern ein glückliches, anhängliches, auffallend intelligentes kleines Mädchen. Sie hatte ganz helle, fast perlweiße blonde Haare, fein wie Seide, die zum Verfilzen neigten. Wir legten viel Wert darauf, die Knötchen sorgfältig und schonend auszukämmen. Die Farbe ihrer mandelförmigen Augen veränderte sich von Blau zu einem grünlichen Haselnussbraun, und jedes Mal wenn sie lachte, bildeten sich Grübchen.

In diesem Alter wackelte Casey durchs Haus wie ein Pinguin und sie entwickelte rasch einen bemerkenswert ausgefeilten

Wortschatz. Die Phase des üblichen Babygestammels mit aneinandergereihten Wörtern in der Grundform übersprang sie gleich und bildete schon früh mehr oder weniger vollständige Sätze. Casey hatte eine ziemlich hohe Stimme und lispelte leicht, weil sie einen sehr hohen Gaumen hatte. So klang »Dad« wie »Thad«, »Kartoffel« wie »Karfoffel« und »Haus« wie »Haud«. Ihr Lachen war so herzhaft und herzlich, dass man es nie mehr missen wollte: Es war der Ausdruck reiner Freude. Sie lachte aus voller Kehle und mit weit geöffnetem Mund, und es machte immer Spaß, das zu hören.

Gerade in ihren ersten Lebensjahren wollte wir ihrem kindlichen Gemüt so viel Glück und Glückserfahrung zuteilwerden lassen wie irgend möglich. Wir meldeten sie im Kindergarten an, ließen sie zusammen mit den Kindern aus der Nachbarschaft spielen und unternahmen praktisch jedes Wochenende etwas mit ihr. An heißen Sommertagen gingen wir zum Schwimmen zum nächstgelegenen Badesee, im Herbst machten wir eine Wanderung auf den Talcott Mountain, um von dort oben die Farbenpracht der Bäume im Tal während des Indian Summer zu genießen. Im Winter gingen wir Schlitten fahren, bauten Schneeburgen und fuhren in die vorweihnachtlich dekorierten Shoppingmalls, um den Weihnachtsmann zu sehen.

1995 zogen wir von Connecticut an der Ostküste nach San Francisco an der Pazifikküste um, weil ich dort eine Stelle als Finanzchef bei einer Gruppe von Radiosendern antrat. Wir zogen in den ausgesprochen familienfreundlichen Vorort Marin County in Sichtweite der Golden Gate Bridge, wo es von Kindern nur so wimmelte. Schon nach kurzer Zeit hatte Casey jede Menge neue Freunde gewonnen. Sie gingen bereits zusammen in den Kindergarten und blieben auch in der Grundschule als Gruppe zusammen. Wir traten der Kirchengemeinde von St. Stephen's

Episcopal in Belvedere bei und schickten Casey in die Sonntagsschule. Wir wurden herzlich aufgenommen, alle waren nett zu uns und es dauerte nicht lange, bis wir uns hier vollkommen zu Hause fühlten.

Gerade während unserer ersten Jahre in Kalifornien machte Casey viele neue Erfahrungen. Man konnte sagen, dass sie in vielerlei Hinsicht einen theatralischen Zug an sich hatte und daher auch einen Hang zur Bühne. Ihren ersten Auftritt hatte sie im Alter von sechs Jahren im Theaterhaus von San Anselmo, wo sie mit ihrer Musicalgruppe »Give My Regards to Broadway« sang. Außerdem entpuppte sie sich als ausgesprochene Feinschmeckerin, die weder gegrillte Austern in Bodega Bay noch Muscheln in Santa Cruz oder Sushi auf Pier 39 in Fisherman's Wharf verschmähte, der berühmten Seebrücke von San Francisco, einer der großen Touristenattraktionen der Stadt, und auch nicht Dim Sum in Chinatown. In ihrer Grundschulzeit erhielt sie von ihren Lehrern eine beeindruckende Zahl lobender Erwähnungen in ihren Zeugnissen:

Es ist eine Freude, sie in der Klasse zu haben.
Sie ist sehr aufmerksam und gut erzogen.
Casey ist immer eifrig bei der Sache.

Ihre Lehrer berichteten uns, dass sie sich stets um Neuankömmlinge in ihrer Klasse kümmere. Sie setzte sich ohne Weiteres neben das Mädchen, das von allen anderen gemieden wurde. Sie versuchte stets, einen Streit zu schlichten.

Wie bei den meisten Mädchen ihres Alters durchlief Casey ab etwa acht Jahren eine Phase, in der sie noch mit einem Bein fest in ihrer unschuldigen Kindheit stecken, während sie gleichzeitig den ersten Verlockungen des präpubertären Alters nachgeben. In ihrem Zimmer stapelten sich die Stofftiere, Legobausteine lagen überall verstreut, sie hatte ein nie ganz fertig eingerichtetes Puppenhaus und hielt sich eine Ratte namens Banjo als Haustier. Ihr allererstes Schmusekissen aus Polen lag immer griffbereit. Es war alles vollkommen normal.

Sie verschlang ebenfalls all die Bücher, die auch die anderen Jugendlichen toll fanden: *Harry Potter, Der Herr der Ringe, Die Chroniken von Narnia.* Noch verrückter aber war sie nach Videospielen wie *Super Mario, Yoshi* und *SimCity*. Gemeinsam mit ihren Freundinnen saß sie völlig fasziniert vor dem Fernseher und sie bearbeiteten wie verrückt die Tasten und Knöpfe der Fernbedienungen. Ihre musikalischen Vorlieben reichten von Britney Spears und den Spice Girls bis zu den Backstreet Boys, den Teenie-Idolen jener Zeit. Sie war völlig besessen von ihrem Aussehen, ihre Outfits mussten immer sehr individuell und möglichst schrill sein. Wenn sie morgens das Haus verließ, war es für sie typisch, dass sie zu Jeans und Schulsweatshirt lilafarbene Socken und blaue Converse-Turnschuhe mit verschiedenfarbigen Schnürsenkeln trug. Wie die meisten anderen Kinder suchte sie nach individuellen Ausdrucksformen und damit nach ihrer eigenen Identität, ohne sich zu sehr von der Meute abzukoppeln.

Sie schleppte immer einen lilafarbenen Sportrucksack mit sich herum, von dem ein ganzes Sortiment der verschiedensten bunten Anhänger herabbaumelte wie der Weihnachtsschmuck an einem Tannenbaum: ein kleines rosa Schweinchen, ein kleiner Fußball, ein winziges New Yorker Nummernschild, auf dem in blauen Lettern ihr Vorname CASEY eingeprägt war, sowie eine Trillerpfeife, auf der Erika bestanden hatte, für den Fall der Fälle. Sehr wichtig waren auch ihre Pokémon-Bilder: Charmander, Squirtle, Jigglypuff und – der Liebling von allen – der schlaue, gelbe, mausartige Pikachu. Sie tauschte sie mit ihrer Freundin Rebecca beim Mittagessen.

Doch es gab bei Casey auch beunruhigende Momente. In einem ihrer ersten Briefe aus Polen in der Zeit, als ich bereits wieder daheim in den USA war und sie noch auf das Visum für Casey wartete, schrieb mir Erika, dass Casey von der Berührung mit Gras regelrecht abgestoßen wurde. Während sie sich damals in Breslau bei Onkel Marian aufhielten, verbrachten sie einen entspannten Sommernachmittag in dessen hübschem, sehr gepflegtem Blumen- und Gemüsegärtchen mit seinem makellos gepflegten Golfrasen. Als Erika Casey zum Spielen aufs Gras setzte, fing sie sofort hysterisch zu schreien an und wollte wieder hochgenommen werden. Ich hatte mal irgendwo gelesen, dass Frühchen wie Casey manchmal überempfindliche Haut haben und nur superweiches Gewebe vertragen, jedenfalls keine kratzige Wolle oder Polyester. Vielleicht war das der Grund.

Es gab auch noch einige andere Gelegenheiten, bei denen sie regelrecht ausrastete. Eine davon hatten wir gleich am ersten Abend im Hotel Forum in Warschau erlebt. Irgendetwas vollkommen Banales wie zu langes Warten auf eine Tüte Eiscreme oder wenn wir für ihr Gefühl ein paar Sekunden zu früh einen Spielzeugladen verließen, konnte dazu führen, dass Casey einen Tobsuchtsanfall bekam. Dann schrie sie wie am Spieß und schlug und trat wie eine Verrückte um sich. Allein bei der Prozedur, sie abends so zu beruhigen, dass man sie ins Bett bringen konnte, hatten wir oft genug das gleiche Gefühl, das wir schon in unserer ersten Nacht in Warschau hatten: dass wir wie Bombenentschärfer äußerst behutsam vorgehen mussten.

Es gab jedes Mal einen Aufstand, bevor sie bereit war, sich im häuslichen Rahmen einzufügen und ganz alltägliche Pflichten zu übernehmen. Immer wollte sie das letzte Wort haben. Schon die einfache Aufforderung oder Bitte, ihr Geschirr in die Spülmaschine einzuräumen, den Fernseher auszuschalten oder ihre Hausaufgaben zu machen, lösten regelmäßig Protestgeheul aus. Sie bekam unverhofft Wutanfälle, wenn wir in Shoppingmalls unterwegs waren, Wutanfälle im Restaurant, Wutanfälle in Gegenwart ihrer Großeltern. Hin und wieder konnte ich mich nicht davon zurückhalten, ihr eine Ohrfeige zu verpassen, auch wenn es mir hinterher doch wieder leidtat.

Das Irritierende daran war weniger das gelegentliche Ausflippen selbst, das keineswegs ständig oder besonders häufig auftrat; manchmal verging eine ganze Woche, in der sich Casey tadellos benahm. Es war vielmehr die Intensität ihrer Anfälle. Dieses maßlose Wüten schien aus einem tiefen, tiefen Brunnen aufzuwallen, und es schien dafür keine andere Kompensation, keinen anderen Trost zu geben, als es durch Toben und Schreien abzureagieren.

Angesichts dieser Ausbrüche waren wir ohnmächtig; wir fanden kein Mittel, sie zu besänftigen oder vor sich selbst zu schützen. Und wenn wir nachgaben, geriet sie in Panik, weil sie dachte, wir würden sie im Stich lassen. Wenn es so weit war, schob sie alles und jeden beiseite, um mit ihren Gefühlsausbrüchen fertig zu werden und selbst wieder zur Besinnung zu kommen.

Casey muss acht gewesen sein, als sie in der Adventszeit mit ihrer Freundin Tessa zum Schlittschuhlaufen gehen wollte und darum bat, dass wir sie zum Eisstadion brächten. Sie war in bester vorweihnachtlicher Stimmung und trug eine längliche rote Zipfelmütze mit einem dicken Bommel; damit sah sie aus wie eine fröhliche Elfe.

Nachdem Erika und ich den beiden Mädchen beim Anziehen der Schlittschuhe geholfen hatten, hielten sie sich gegenseitig an den Händen fest und wagten sich vorsichtig aufs Eis. Casey war zuvor erst einmal Schlittschuh gelaufen.

Wenige Augenblicke später verlor Casey das Gleichgewicht, fiel nach hinten auf den Po und schlug auch mit dem Kopf auf. Es war gar kein schwerer Sturz, aber sie riss sich die Zipfelmütze ab, griff sich an den Kopf und begann zu weinen und zu schluchzen. So lag sie mitten auf der Eisfläche, während alle anderen Eisläufer um sie herum ihre Bahnen drehten. Tessa streckte ihr die Hand entgegen, um ihr beim Aufstehen zu helfen, aber Casey stieß sie rüde weg und rollte sich zusammen, sodass niemand sehen konnte, dass ihr Gesicht knallrot angelaufen war. Erika lief zu ihr hin und versuchte ebenfalls, beim Aufstehen zu helfen.

»Hau ab!«, schrie Casey los. »Wieso hast du mich hierhergebracht? Ich hasse dich!« Die Leute blieben stehen und sahen zu. Tessa brach in Tränen aus. Ich ließ mich auf die Knie herunter, um Casey zu beruhigen. »Na komm schon, Liebling. Es ist halb so schlimm. Aber du musst jetzt aufstehen. Bitte. Wir fahren dann anschließend gleich nach Hause. Dir ist schon nichts passiert.« Langsam richtete sich Casey auf und schlug meine ausgestreckte Hand ebenfalls mit einem finsteren Blick beiseite; sie war zu stolz, um sich helfen zu lassen, und humpelte anschließend vom Eis. Wahrscheinlich schämte und ärgerte sie sich selbst, dass sie so eine Szene gemacht hatte, aber sie war auch neidisch auf Tessa, die besser Schlittschuh laufen konnte als sie selbst.

Nachdem wir Tessa abgesetzt hatten, fuhren wir bei unserem Haus in die Einfahrt. Casey saß mit angelegtem Gurt auf ihrem Platz, schmollte vor sich hin und versuchte, uns zu ignorieren. Erika und ich stiegen aus und liefen zur Haustür hinüber. Erika ging hinein, während ich vor der Haustür stehen blieb, um auf Casey zu warten.

»Jetzt mach schon, Liebling, komm rein.« Ich wartete noch eine kleine Weile, sah zu ihr hinüber, aber sie sah demonstrativ weg. Ich wusste schon, wenn ich jetzt zum Wagen zurückginge, um sie zu holen, würde sie mich abwimmeln.

»Okay, dann gehe ich jetzt auch rein.«

Kurz darauf standen Erika und ich ratlos und schweigend in der Küche beieinander. Wir vernahmen ein schwaches Geräusch aus Caseys Zimmer. Offensichtlich hatte sie sich heimlich ins Haus geschlichen und war direkt in ihr Zimmer gegangen, wo sie still vor sich hin schluchzte. Auf Zehenspitzen gingen wir hin und sahen durch die Tür zu ihr hinein.

Sie lag bäuchlings, immer noch in ihrem roten Parka, auf dem Bett, ihr Gesicht tief in den Kissen vergraben. Ihr seidiges Haar war völlig zerwühlt. Ich blieb an der Tür stehen, während Erika sich zu ihr aufs Bett setzte und versuchte, ihr über den Rücken zu streicheln, doch Casey wehrte ab. Sie wollte nicht, dass ihre Mutter sie anfasste.

»Schätzchen, was ist denn mit dir?«, fragte Erika.

Casey sah starr an ihr vorbei.

»Kann ich dir irgendwas bringen?«

Casey schüttelte den Kopf.

»Möchtest du jetzt lieber allein bleiben?«

Sie nickte.

»Okay, Liebes, aber lass mich dir die Jacke ausziehen.«

Casey ließ sich von Erika den Parka abstreifen und protestierte auch nicht, als Erika ihr noch einmal kurz den Rücken streichelte. Dann gab ihr Erika einen Kuss auf den Kopf und wir verließen das Zimmer.

Ich flüsterte »Ich liebe dich« und warf ihr eine Kusshand zu.

Sie blickte starr geradeaus und tastete mit dem Arm um sich, bis sie ein Kissen gefunden hatte, das sie vors Gesicht zog. Als wir die Tür zuzogen, fing sie wieder heftig an zu schluchzen und weinte sich so in den Schlaf.

Sie schien über ein unerschöpfliches Reservoir an Tränen zu verfügen.

Caseys Geburtstage waren Ereignisse, denen wir mit großem Bangen entgegensahen. Jedes Mal hofften wir inständig, ohne Vulkanausbruch davonzukommen. Sie konnte sich oft nicht entscheiden, ob es eine Geburtstagsparty für sie geben sollte oder nicht; aber es durfte auf keinen Fall eine Überraschungsparty sein. Jede Art von Überraschungen waren ihr völlig zuwider. Manchmal schien es, als sei sie der Meinung, die Aufmerksamkeit einer Feier gar nicht verdient zu haben; dann wieder sah es so aus, als wollte sie uns mit ihrer Verweigerung dafür bestrafen, dass wir sie nicht genug liebten. Oft kam es mir so vor, als müssten wir uns noch mehr ins Zeug legen, um die erforderlichen Liebesbeweise zu erbringen.

Auch Weihnachten war ein Problem. Wenn sich Casey kurz vor Weihnachten endlich für eine definitive Wunschliste entschieden hatte, mussten diese Wünsche auch exakt erfüllt werden. Schon das Erstellen der Liste war ein Albtraum angesichts ihres Hangs, alles vor sich her zu schieben, und ihrer chronischen Unentschlossenheit. Gab es dann auch nur kleinste Abweichungen, wurde das mit einem langen Gesicht und Bemerkungen wie »Das habe ich mir gar nicht gewünscht« oder »Warum habe ich das nicht bekommen?« quittiert. Daran schloss sich unweigerlich der Gang in den entsprechenden Laden an, wo der fragliche Gegenstand gegen Bargeldauszahlung zurückgegeben wurde. Wir mussten uns eingestehen, dass wir es nicht vermocht hatten, ihr

Dankbarkeit und Wertschätzung beizubringen. Auch sämtliche Versuche, sie bei solchen besonderen Anlässen besonders glücklich zu machen, waren völlig vergebens.

Im Lauf der Zeit glich die Erziehung von Casey mehr und mehr der Aufgabe, den Willen eines wilden Fohlens zu brechen. Ich wünschte mir oft, ich könnte ein »Tochterflüsterer« sein, der – ähnlich wie Robert Redford in dem Film *Der Pferdeflüsterer* bei den Tieren – auf einfühlsame Weise Respekt und Vertrauen seiner Tochter gewinnt. So empörend ihr Verhalten oft war, es fehlten uns die Vergleiche mit dem, was hinnehmbar und normal war, da wir keine anderen Kinder hatten. So ließen wir es letztlich zu, dass unser Kind uns manipulierte und wir ihr regelmäßig alles nachsahen und nachgaben, nur um zu vermeiden, dass sie wieder in Tränen ausbrach. Die Schuld lag bei uns. Wir waren als Eltern nicht kompetent.

Wir suchten nach Antworten und, wo es keine gab, nach Beschwichtigung. Caseys erste Kinderärztin noch in Connecticut, Dr. Johnston, zeigte sehr großes Interesse an ihr, denn sie war überrascht, wie schnell und gründlich Casey ihren Entwicklungsrückstand aufholte und sich zu einem lebhaften, kräftigen Kleinkind entwickelte. Wir besprachen mit der Ärztin ausführlich Caseys Ess- und Schlafgewohnheiten, wie sie sich beim Spielen mit anderen Kindern verhielt, wie sie die Veränderungen bewältigte, denen sie ausgesetzt war, und ob sie erzieherisch lenkbar war. Jedes Mal und in jeder Hinsicht lautete die Feststellung, dass sie sich völlig im Rahmen dessen bewegte, was bei Kindern in ihrem Alter normal war.

Wir beschrieben Dr. Johnston auch ihren Trotz und ihre Wutanfälle. Die Ärztin zeigte viel Verständnis für unsere Besorgnis, aber auch hier sah sie keinen Anlass, sich übermäßig zu beunruhigen. Das würde sich im Lauf der Zeit schon von selbst legen. »Im Alter von drei Jahren sind sich manche Kinder ihrer Gefühle noch nicht so sicher oder sie wissen noch nicht so richtig damit umzugehen. Deswegen sind sie schnell enttäuscht und reagieren dementsprechend frustriert«, erklärte sie uns. »Hinzu kommt, dass Casey ein Frühchen war. Die sind oft hypersensibel.« Dr. Johnstons Prognose erschien mir nur allzu einleuchtend: Natürlich war mit Casey alles in Ordnung. Das war eine Phase, durch die sie hindurchmusste. Sie war einfach ein ausgesprochen willensstarkes Kind. Das Thema Waisenkind und Adoption wurde bei alldem nie erörtert.

Nach dem Umzug nach Kalifornien besprachen wir die Thematik gelegentlich mit unserer Nachbarin und Freundin Sharon, einer in Berkeley promovierten Psychologin. Deren beide Kinder Ian und Caroline waren seit dem Kindergarten mit Casey befreundet. Ian war gleich nach seiner Geburt adoptiert worden; erst danach wurde Sharon mit Caroline schwanger.

Als ich Sharon nach ihren Erziehungsgeheimnissen fragte, prustete sie los vor Lachen. »Du bekommst ja nicht mit, wie sie sich zu Hause hinter geschlossenen Türen aufführen. Besonders Ian rastet manchmal völlig aus. Wenn er seinen Willen nicht bekommt, verfällt er in ohrenbetäubendes Sirenengeheul.«

Es gab also auf der einen Seite diese Eltern, die zugaben, dass sich ihre kleinen Engel manchmal als Monster entpuppten, und andererseits die Verfechter der harten Linie: »Sie dürfen sie nicht verwöhnen«, »Seien Sie nicht so nachgiebig«, »Sie müssen ihr Grenzen setzen und sich strikt daran halten«, »Das animiert sie nur zu weiteren Ausfällen, wenn Sie sie ständig beruhigen wollen«.

Natürlich hatten wir auch schon zu Erziehungsmaßnahmen gegriffen wie Sperrzeiten für Fernseher und Videospiele, Hausarrest und dergleichen. Einfache Pflichten, wie das Bett in ihrem Zimmer zu machen oder den Tisch zu decken, wurden mit goldenen Sternen auf dem Kühlschrank belohnt oder mit kleinen Vergünstigungen. Aber all das fruchtete letztlich nichts. Disziplinarmaßnahmen, die bei den meisten Kindern die gewünschte Wirkung hervorbrachten, bewirkten bei Casey regelmäßig das genaue Gegenteil: Sie verfiel in einen solchen Schreikrampf, dass wir stets befürchteten, dass ihn die ganze Nachbarschaft mitbekam. Um diese gellenden Dezibel möglichst rasch herunterzuschrauben, gaben wir meistens unter dem Vorwand »Wir geben dir noch einmal eine Chance« rasch nach. Das Letzte, was wir wollten, war, dass ein Nachbar den Aufruhr bemerkte und am Ende noch die Polizei rief, weil er in unserem Haus Kindesmisshandlung vermutete.

Erika und ich versuchten immer wieder, vernünftig mit ihr zu sprechen, wenn sie »normal« war und zugänglich schien. Wir fragten sie dann, warum sie sich so aufrege und wegen harmloser Dinge ausflippe, was sie zum Weinen brachte, und wie sie sich selbst dabei vorkomme. Aber darauf ging sie nie ein. Sie empfand den Versuch solcher Aussprachen als einen Angriff, verlangte, dass wir ihr Zimmer verließen, und wollte in Ruhe gelassen werden.

Angesichts des Gefühls, als Eltern kläglich versagt zu haben, gingen wir mit uns selbst zurate. Die Erziehungsvorbilder aus unserer eigenen Kindheit waren denkbar verschieden. Erikas Eltern mit ihrem Immigrantenschicksal waren stets sehr streng und unnachsichtig, genauso wie deren Eltern in der Alten Welt. Meine hingegen waren alles ziemlich locker angegangen. Erika hielt mir dementsprechend vor, ich sei Casey gegenüber zu nachgiebig, wohingegen ich meinte, Erika könnte ruhig die Leine etwas länger lassen. Vor allem aber war Erika der festen Überzeugung – und damit hatte sie vollkommen recht –, dass wir beide gegenüber einem so willensstarken Kind unbedingt eine gemeinsame Linie einhalten mussten, und wachte sehr genau darüber, dass sich jeder von uns an die Abmachungen hielt.

Als Casey in der Grundschule war, unterhielten wir uns mit vielen anderen Eltern, lasen noch mehr Erziehungsratgeber und nahmen die Sendungen des populären Fernsehpsychologen »Dr. Phil« auf Video auf und diskutierten seine Ratschläge und Weisheiten. Es herrschte allgemeiner Konsens, dass Casey nur ein bisschen überdrehter war als andere Kinder, was bei Mädchen eher mal vorkommt. Wenn wir ihr Verhalten nicht akzeptabel fanden, müssten wir die Regeln gemeinsam mit ihr festlegen. Irgendwann würde sie sich schon fügen.

Vom Schulpsychologen in der Grundschule, Dr. Klein, bekamen wir auch nur das gesagt, was wir bereits von den Lehrern gehört hatten: Sie war eine gute Schülerin, ein Muster an Bravheit, dass sie gut mit den anderen Kindern auskam, sich in der Regel rücksichtsvoll verhielt, nur manchmal war sie ein bisschen bestimmend. Aber dagegen war nichts einzuwenden, hieß es doch, dass sie durchaus ihren eigenen Standpunkt vertrat. Bemerkenswert in diesem Zusammenhang war auch, dass es mit ihr in der Schule nie das geringste disziplinarische Problem gab.

Wir unterhielten uns auch über Caseys Jahr im Waisenhaus, aber dazu hatten wir kaum Fakten. Daher war es nicht sehr sinnvoll, sich in Mutmaßungen darüber zu ergehen, ob sie von ihren biologischen Eltern irgendetwas mitbekommen hatte, was ihr diese Probleme bereitete. Wie die Arzttermine in früheren Jahren mit Dr. Johnston ergaben die Besprechungen mit Dr. Klein immer nur, dass viele andere Kinder in diesem Alter ähnliche Anpassungsprobleme hatten. Mit der Zeit werde sich das legen.

Aber es legte sich nicht.

Als Casey acht Jahre alt war, versuchten wir es mit Therapien. In einem anderen Milieu hätten wir uns sehr schnell unmöglich gemacht, wenn sich herumgesprochen hätte, dass wir mit unserem achtjährigen Kind zum Psychologen gingen, aber nicht in Marin County, wo etliche Kinder einen Therapeuten hatten. Wir hofften, dass Casey sich gegenüber einem Therapeuten vielleicht eher öffnen werde, weil sie sich dann sozusagen auf neutralem Boden befand. Vielleicht gelang es einem einschlägigen Profi auch eher, zu erkennen oder zu erfahren, was sie quälte und was uns verborgen blieb.

Die Kinderpsychologin unserer Wahl war Dr. Darnell. Sie war eine freundliche Frau Mitte dreißig, die mit ausgesprochen sanfter Stimme sprach – so sanft, dass man fast den Eindruck haben konnte, sie sei schüchtern. Da Casey ziemlich aufbrausend und bisweilen mehr als barsch sein konnte, konnten wir nur hoffen, dass Dr. Darnell ihr gewachsen war.

Wir vereinbarten einen regelmäßigen Termin einmal pro Woche nach der Schule. Aber nach jeder Sitzung kam Casey äußerst schlecht gelaunt nach Hause, trampelte in ihr Zimmer, schlug die Tür zu und bekam einen Schreikrampf. Sie bezeichnete Dr. Darnell als »lahme Ente« und reine Zeitverschwendung. Anscheinend spielten sie eher Monopoly miteinander, statt sich zu unterhalten, sodass keinerlei Beziehung zwischen ihnen entstand. Für uns war es nicht leicht, immer wieder das Nachspiel dieser Therapiesitzungen ausbaden zu müssen. Erika und ich vereinbarten daher einen Termin mit Dr. Darnell, um uns ein besseres Bild von Caseys Therapiesitzungen machen zu können, aber das Gespräch ergab nichts Handfestes. Angesichts des mal tränenreichen, mal aggressiven Protests von Casey bliesen wir die Therapie bei Dr. Darnell doch lieber wieder ab.

Im darauffolgenden Jahr veränderte sich einiges in unserem

Leben. Ich hatte einen anderen Job angenommen. Wir zogen aus unserem bisherigen Haus, wo wir zur Miete wohnten, in ein ziemlich heruntergekommenes Haus von der Größe einer Schuhschachtel, das wir uns in Tiburon gekauft hatten. Das war zwar ein finanzieller Kraftakt, aber die Lage hatte den Vorteil, dass ich weniger Zeit für die Fahrt ins Büro über die Golden Gate brauchte. Und nachdem wir sie jahrelang vertröstet hatten, gaben wir nun Caseys ständigem Betteln nach und erlaubten ihr, sich einen kleinen Gefährten zuzulegen; einen hübschen, sehr schlanken englischen Windhund mit gesprenkeltem Fell. Windhunde sind bekannt dafür, sanftmütig, einfühlsam und ruhig zu sein, mit anderen Worten: der perfekte Therapiehelfer. Casey war überglücklich. Ein neuer Ort, ein eigenes Haus und ein neues vierbeiniges Familienmitglied namens Igor. Allmählich schien sich alles zum Besseren zu wenden. Aber nicht ganz.

NEUN

In der Mittelstufe entdeckte Casey bei sich auf einmal ein Interesse am Schreiben, und sie hatte tatsächlich Talent. Selbstverständlich ermutigte und lobte ich sie bei jeder Gelegenheit. Das Schreiben war wirklich so etwas wie eine Berufung für sie und es schuf eine tiefe Bindung zwischen uns beiden. Sie war sowohl mit lebhaftem Vorstellungsvermögen begabt als auch mit einer Einsicht, die weit über ihr Alter hinausging. Erst als sie etwas älter wurde, wurde ihr Selbstbild brüchiger. Aber zu Beginn verschaffte ihr das Schreiben enormes Selbstvertrauen. Ein Gedicht, das sie verfasste, als sie in der achten Klasse war, trug den Titel »Ode an die Orange«:

Herbsüßer leckerer Saft
tropft
von meinen Lippen,
wenn ich herzhaft hineinbeiße.
Als ob eine Party
in meinem Mund steigt.

Trotz oder vielleicht wegen ihrer Talents blieb Casey eine hypersensible Perfektionistin. Wenn sie etwas Neues ausprobierte und es klappte nicht auf Anhieb, dann war es immer gleich das Ende der Welt. Sie zog sich dann ganz in sich selbst zurück und konnte durch nichts mehr zum Weitermachen bewegt werden.

Schüchternheit und Selbstzweifel sind zwar bei vorpubertären Mädchen nichts Ungewöhnliches, aber ihre ausgeprägten Reaktionen machten es für uns schwierig, sie an Neues heranzuführen, wofür sie sich möglicherweise interessieren könnte, wie das Erlernen eines Musikinstrumentes, Schach oder Tanzen.

Obwohl sie ihre Gedichte kaum anderen Menschen vorzeigte, vertraute sie sie mir zum Lesen an, und ich konnte Verbesserungsvorschläge machen. Es war jedes Mal ein Drahtseilakt, als ihr sozusagen literarischer Mentor da und dort Kritik zu üben, ohne sie zu verletzen oder zu riskieren, dass sie diese Begabung wieder verkümmern ließ. Ich wollte nicht, dass sie leichtherzig etwas aufgab, nur weil sie sich nichts zutraute.

Eines Abends – sie war damals dreizehn – mühte sie sich noch recht spät mit einer Hausaufgabe in Englisch ab. Ich lag im Bett und war über einer Kriegsreportage über den Irak im Fernsehen eingedöst, da kam sie in gefütterten Winterstiefeln ins Schlafzimmer geschlurft; Igor trottete hinter ihr her. Sie trat nahe an mein Bett und schob mir einen ganzen Stapel zerknitterter Schreibblätter zu, als ob es sich um Giftmüll handelte. »Könntest du das mal lesen? Ich weiß schon, dass es eigentlich nichts taugt.«

Ich mochte es überhaupt nicht, wenn sie sich selbst so runtermachte. »Worum geht es denn dabei?«

»Es soll ein Aufsatz über den Eiffelturm werden«, kam so atemlos aus ihrem Mund, dass es sich wie ein Wort anhörte: EssolleinAufsatzüberdenEiffelturmwerden.

Ich korrigierte ein paar kleinere Rechtschreib- und Kommafehler, malte einen Smiley vorne drauf und brachte den Aufsatz mit einem breiten Lächeln und dem Kommentar »Wow!« zurück in ihr Zimmer. Sie saß am Schreibtisch. Sie griff nach den Blättern und zerknüllte sie bloß. Ich zuckte innerlich zusammen, als ich ihr einen Gutenachtkuss auf die Stirn gab, die noch nass vom Duschen war. Dann ließ ich sie in Ruhe, damit sie meine Anmerkungen durcharbeiten konnte.

Gegen Mitternacht tönten dann schrille Schreie quer durchs Haus – Erika und Casey lagen sich offenbar schwer in den Haaren. Ich musste mich darum kümmern. Als ich in Caseys Zimmer trat, saß sie mit zitternden Schultern am Schreibtisch und schluchzte herzerweichend, während Erika mit in die Hüften gestemmten Händen und angewiderter Miene über sie gebeugt vor ihr stand. Igor lag, am ganzen Körper zitternd, auf Caseys Bett.

Erika, ebenfalls zitternd vor Wut, schrie: »Warum tust du dir das an, Casey? Warum?« Ich hatte den Eindruck, dass sie selbst den Tränen nahe war. »Du fängst morgen wieder mit der Therapie an, junge Dame! Mir reicht es jetzt!«

Casey hob den Kopf, ihr Gesicht war tränenüberströmt. »Bitte nicht, Mom! Die blöde Therapie ist doch vollkommen nutzlos! Wenn du mich weiter zwingst hinzugehen, kann ich mich auch gleich umbringen!«

Meine Güte. Ein typisches Teenager-Drama.

Erika drehte sich zu mir um. »Deine Tochter hat gerade ihre Hausaufgaben für Englisch, an denen sie den ganzen Abend gearbeitet hat, einfach zerrissen.« Hatte sie den Text wenigstens im Computer gespeichert? Nein.

»Wie bitte? Wie kannst du nur, Casey?« Sie konnte einen wirklich auf die Palme bringen. Was war das nur für ein selbstzerstörerischer Zug an ihr? Trotz all ihrer Angeberei und ihres Stolzes reagierte sie auf die paar Verbesserungsvorschläge von mir, als hätte ich ihr einen Totalverriss zurückgegeben.

»Dad, verstehst du denn nicht, wie sehr ich mich selbst hasse? Damit hast du alles noch schlimmer gemacht!« Diese Worte waren für mich wie ein Schlag ins Gesicht. Ihre Reaktionen auf irgendwelche Herausforderungen oder auf Kritik waren, gemessen an den jeweiligen Umständen und am Auslöser, immer vollkommen unverhältnismäßig. Was hatten wir nur getan, was zu einem derartigen Selbsthass führte? Oder war das nur so eine Art pubertäre Phase?

Ihre Tendenz zum Selbsthass war während der Mittelstufe immer deutlicher geworden, als würden sich ihre Wutanfälle gegen sie selbst, nach innen richten. Und die Ausbrüche wurden immer schriller.

»Du behandelst mich wie einen Untermenschen!«

Mir kam im Lauf der Zeit das Gefühl abhanden, was bei ihr noch normal war und wo man die Alarmglocken hätte läuten hören müssen. Wir wünschten uns ja nichts anderes, als dass Casey so war wie andere Kinder auch. Deswegen fokussierten wir uns mehr auf die »normalen« Phasen, die ja auch deutlich in der Überzahl waren.

Die meiste Zeit über war Casey ein entzückendes, fröhliches und charmantes Kind, sie war eine gute Schülerin – jedes Elternpaar wäre stolz auf sie gewesen. Die Ärzte und Therapeuten, die wir konsultierten, hatten sicherlich recht: Sie hatte einen ausgesprochenen Drang zu dramatischen Übertreibungen, eine geborene Drama-Queen, wie übrigens viele andere Mädchen in ihrem Alter auch. Solche Selbstbeschwichtigungen verstellten allerdings allzu leicht meinen Blick auf wirklich problematische Verhaltensweisen bei ihr.

Seit wir die Therapie bei Dr. Darnell beendet hatten, hatten wir wieder mehr Kontakt mit unseren Freunden, und erneut wurde uns von allen Seiten versichert, dass es keinen Grund zur Beunruhigung gebe. Wir seien gute Eltern und Casey sei im Grunde ein braves Kind. Auch wenn es manchmal irritierend erschien, gehörten ihre Ausraster noch zur normalen Bandbreite bei Kindern dieses Alters. Das war genau das, was wir hören wollten, und ich glaubte sogar festzustellen, dass den Leuten um uns herum viel daran lag, uns eben genau das zu sagen: was wir hören wollten.

Immerhin machten wir Casey die Grenzen und Konsequenzen für schlechtes Benehmen deutlich und wir mussten unsere Androhungen auch wahrmachen. Erika bestand darauf, dass Casey wieder zur Therapie ging, und ich hielt mich an unsere Vereinbarung, den gemeinsamen elterlichen Standpunkt nicht infrage zu stellen.

Wir fanden Caseys nächste Therapeutin, Tori, über ein kommunales psychologisches Beratungszentrum in San Rafael, einer der benachbarten Gemeinden. Auf den Vorschlag, die Therapie dort fortzusetzen, reagierte Casey, als hätten Mom und Dad beschlossen, sie in ein sowjetisches Straflager zu schicken.

»Ich hasse euch!«, schrie sie aus vollem Hals und warf ihre Zimmertür krachend ins Schloss. Nun war auch ich wütend auf sie. Mussten wir es uns gefallen lassen, dass sie als Dreizehnjährige sich wie ein verwöhntes zweijähriges Gör aufführte, das nur an sich denkt? Warum konnte sie nicht als halbwegs erwachsenes junges Ding einsehen, dass nicht immer alles nach ihrem Willen gehen konnte?

Wenn sie mit Tränen bei uns nichts mehr erreichen konnte, schaltete sie auf zermürbende Verhandlungstaktik um, mit der sie uns umstimmen wollte. Erika und ich witzelten manchmal, falls Casey keine Schriftstellerin werden wollte, hätte sie sicher Aussicht auf eine äußerst vielversprechende Karriere als Diplomatin bei Abrüstungsverhandlungen.

»Wenn ich mich auf die Therapie einlasse und es bringt mir nichts, will ich damit auch schnell wieder aufhören.«

»Wenn ich mich schon auf die Therapie einlasse, dann will ich nichts mehr im Haushalt tun müssen.«

»Wenn ich mich schon auf die Therapie einlasse, dann möchte ich auch mehr Taschengeld.«

Vielleicht war sie auch nur deshalb so wütend und fühlte sich herabgesetzt, weil sie von ihren Eltern gezwungen wurde, zu einem Therapeuten im weniger schicken San Rafael zu gehen statt zu den Schickimicki-Therapeuten in Larkspur, die ihre Freundinnen aufsuchten? Wie auch immer, wir blieben dabei. Casey ging wieder zur Therapie.

Nach einigen Monaten verabredeten Erika und ich uns mit Tori zu einem Gespräch, um uns über den Stand der Dinge und mögliche Fortschritte unterrichten zu lassen. Bei unserem Besuch in ihrer Praxis nahm ich kein Blatt vor den Mund. »Casey beklagt sich permanent über die Therapie. Es fängt schon damit an, dass sie sich weigert, ins Auto zu steigen, wenn wir sie hinfahren wollen – egal was wir sagen oder tun.« Wir waren mit unserem Latein am Ende.

Tori reagierte zögernd. »Ich verstehe. Am Anfang war sie relativ offen, aber nach einer Weile verweigerte sie sich.«

»Passiert Ihnen das öfter, dass sich Teenager weigern zu kooperieren?«

»Darf ich ehrlich sein? Das kommt sehr selten vor.«

Erika schaltete sich ein. »Was könnte Ihrer Meinung nach der Grund dafür sein, dass sie sich in einem größeren Maß verschließt als andere Kinder?«

»Nun ja, sie hat eben einen extrem starken Willen.« Tori überlegte weiter. »Und sie ist ein sehr, sehr zurückhaltender, in sich gekehrter Mensch.« Auch bei dieser Gelegenheit fiel kein Wort über Caseys frühkindliche Erfahrungen, mögliche Ängste, verlassen zu werden, das Jahr im Waisenhaus, die Adoption.

Wir sahen ein, dass es kontraproduktiv gewesen wäre, Casey weiterhin zu dieser Therapie zu zwingen, solange sie dem einen solchen Widerstand entgegensetzte. Innerlich äußerst widerstrebend, setzten wir die Behandlung bei Tori daher ab. Casey gegenüber machten wir sehr deutlich, dass die Konzession an Bedingungen geknüpft war: Wir erwarteten, dass sie sich in der Schule weiterhin Mühe gab und gute Noten nach Hause brachte und dass sie ihr Verhalten selbst besser kontrollierte. Andernfalls würden wir sie wieder in Behandlung geben. Aber wir stimmten auch darin überein, dass sie beim nächsten Mal – falls es ein nächstes Mal gab – den Therapeuten selbst aussuchen sollte, wenn sie es wünschte. So glaubten wir sie eher motivieren zu können.

ZEHN

Im Herbst 2004 war Casey vierzehn Jahre alt und wechselte auf die Redwood Highschool in Larkspur. An dieser großen Schule waren viermal mehr Studenten eingeschrieben als an ihrer Mittelstufen-Schule Del Mar. Nach Redwood kamen auch die Teenager-Studenten aus den umliegenden Gemeinden. Das soziale Spektrum war dadurch viel breiter als in den Schulen in Tiburon, wo die Kinder doch mehr oder weniger in einer Wohlstandsblase aufwuchsen.

Im Allgemeinen ermöglichen solche großen Highschools wie Redwood den Mittelstuflern sozusagen ein neues Leben. Der Wechsel an die Highschool ist immer ein Einschnitt. Man kann sich neu erfinden oder ein gewisses Image oder auch nur einen lästigen Spitznamen einfach hinter sich lassen, neue Freunde aus einem größeren Umfeld finden. Solche Veränderungen können einen ersehnten Neuanfang bedeuten, aber wir wussten auch, wie schwer sich Casey damit tat, sich auf Neues und Unerwartetes einzustellen. Mit vielen ihrer Freundinnen und Freunde war sie seit dem Kindergarten zusammen. Auch wenn nicht alle diese Freundschaften den Lauf der Zeit unbeschadet überstanden hatten, so gab es doch aufs Ganze gesehen ein wohltuendes Maß an vertrauten Gesichtern.

Das änderte sich nun. Ein paar ihrer besten Freunde – Roxanne, Marsye und Max – gingen mittlerweile aufs Internat. Einige andere, wie Joel, Julian, Ben und Emily, meldeten sich in

Tamsical an, einer kleinen, unabhängigen, alternativ ausgerichteten Schule.

Natürlich hoffte ich, dass Casey mit der Größe von Redwood zurechtkam. Sie musste sich an ein höheres Arbeitspensum gewöhnen und sich mit dem Gedanken befassen, was sie danach auf dem College studieren wollte. Vielleicht dachte sie daran, ihr Schreibtalent auszubauen, indem sie Artikel für die Studentenzeitung verfasste. Möglicherweise angelte sie sich ja auch einen Boyfriend. Soweit wir wussten, hatte sie bisher noch keine Jugendliebe gehabt, aber viele ihrer Freundinnen auch nicht. Das hatte nichts damit zu tun, dass sie ungesellig gewesen wäre – im Gegenteil. Sie tauschte sich ständig mit ihren Freunden aus, allerdings meist über Chats und soziale Netzwerke, und das geschah hinter den verschlossenen Türen ihres Schlafzimmers.

Nachdem Casey einen Weg gefunden hatte, sich der Therapie bei Tori zu entziehen, war sie wieder ganz guter Dinge. Erika und ich waren im Lauf der Jahre etwas erschöpft und abgestumpft. Das führte dazu, dass wir unsere erzieherischen Impulse und die selbst gesetzten häuslichen Regeln oft ignorierten, indem wir eine freche Bemerkung einfach überhörten, ihren Trotzreaktionen und den eigentlich daraus resultierenden Auseinandersetzungen einfach aus dem Weg gingen oder ihren Forderungen um des lieben Friedens willen zu leicht nachgaben. Es grenzte schon an Demütigung, wie unsere Autorität von einem Teenager systematisch untergraben wurde, aber wir waren zu fast allem bereit, wenn uns nur der nächste Ausraster erspart blieb. Außerdem sagten wir uns, wenn wir es mit Strenge nicht schafften, ihr Benehmen einzubläuen, dann schafften wir es vielleicht mit sehr viel Freundlichkeit und Geduld.

Eine für unser Verhalten typische Situation sah zum Beispiel so aus: Als ich eines Abends von der Arbeit nach Hause kam, lag Casey lang und breit ausgestreckt auf dem Sofa im Wohnzimmer, die Füße mit den schmutzigen Sneakers auf unserem neuen Couchtisch, und daneben stand eine Diät-Cola, aber ohne Untersetzer. Sie war vollkommen in ein Videospiel vertieft.

Angesichts einer solchen Respektlosigkeit hätte ich sie am liebsten sofort angeschnauzt. Mit diesem Benehmen hatte sie gleich zwei Hausregeln verletzt: Wir duldeten keine Füße auf dem Tisch und sämtliche Gläser oder Getränkedosen und dergleichen sollten immer auf Untersetzer gestellt werden. Aber als sie mich bemerkte, streckte sie zur Begrüßung und Umarmung einen Arm aus und gab mir einen Kuss auf die Wange, wobei sie allerdings den Blick nicht vom Bildschirm nahm. Trotzdem war ich gerührt. Alles andere war vergeben und vergessen.

»Liebling, könntest du so nett sein, deine Schuhe vom Tisch zu nehmen?«, bat ich noch.

»Oh, entschuldige, Dad.« Sie kickte die schmutzigen Schuhe in hohem Bogen fort und platzierte ihre nackten Füße wieder auf dem Couchtisch.

»Danke dir.«

Selbstverständlich sahen unsere Verwandten und Freunde in einer solchen Entwicklung eine zu große Nachgiebigkeit und Schwäche unsererseits. Aber sie mussten ja auch nicht den Alltag bei uns zu Hause ertragen. Casey legte ihrem Temperament in der Tat Zügel an und das machte für uns den Autoritätsverlust über unsere Tochter wett.

Allem Anschein nach hatte Casey den Übergang in die Redwood High gut verdaut, aber im darauffolgenden Jahr rutschten die Einser- und Zweier-Noten, die sie seit der Grundschule mit großer Konstanz und großem Stolz präsentiert hatte, in die Dreier- und Vierer-Zone ab. Selbst ihre Englisch-Noten – bisher ihre größte Stärke – wurden schlechter. Sie hätte ohne große Mühen eine Eins erreichen können, aber sie landete bei Vier plus. Es bestand gar kein Zweifel, dass sie den Stoff problemlos hätte erfassen und verarbeiten können; die Schwierigkeit lag in ihrer Unfähigkeit oder Unwilligkeit, Aufgaben termingerecht fertigzustellen.

Briefe von Redwood an die »Eltern oder Vormünder von Casey J. Brooks« kamen immer häufiger ins Haus geflattert, in denen von Verspätungen, unentschuldigter Abwesenheit und nicht abgegebenen Hausaufgaben die Rede war. Das stand natürlich in krassem Widerspruch zu dem Geist unseres Waffenstillstands nach dem Abbruch der Therapie, aber wir waren uns nicht einig, wie wir mit dieser neuen, akuten Situation umgehen sollten.

Erika war der Ansicht, wir hätten uns strikt an unsere Abmachungen halten sollen. Dieser schulische Niedergang musste deutlich spürbare Konsequenzen nach sich ziehen. Sicherlich hatte sie damit recht, aber es widerstrebte mir zutiefst, Casey zur Rechenschaft zu ziehen und damit den häuslichen Frieden in Gefahr zu bringen. All das war zwar bedenklich und es waren Warnzeichen, aber mehr auch nicht. Schließlich war es keineswegs so, dass Casey wegen Alkohol- oder Drogenmissbrauchs eingebuchtet worden wäre.

In Wirklichkeit hatte ich meine Vaterrolle gründlich satt. Der Umgang mit Casey war zum Stellungskrieg geworden, ein einziger Grabenkampf. Ich musste schon genug an anderen Fronten kämpfen, um meinen Job zu behalten, unser Dach über dem Kopf und dafür zu sorgen, dass nicht alles zusammenbrach. Eine Konfrontation mit ihr wäre nur das allerletzte Mittel.

Als Erika und ich uns eines Tages in einer ansonsten ruhigen und friedlichen Phase mit ihr in der Küche zusammensetzten, schien Casey schon gewittert zu haben, dass das Thema Noten und die blauen Briefe aus Redwood auf der Tagesordnung standen.

»Leute, ich weiß schon, worüber ihr mit mir sprechen wollt.« Dabei bedeckte sie ihr Gesicht mit Armen und Händen in einer Weise, die ein bisschen einstudiert wirkte. »Ich bin ein Arsch. Ich bin ein Idiot. Ihr müsst mich nicht extra daran erinnern.«

Ich biss mir auf die Unterlippe. »Casey, mein Schatz, du weißt genau, dass das nicht stimmt. Wir wollen nur wissen, ob und wie wir dir helfen können.«

Sie rollte mit den Augen. »Davon will ich nichts hören, Dad! Ich komm schon alleine klar.«

»Wir könnten eine Nachhilfe für dich organisieren«, schlug Erika vor.

»Mo-om«, erwiderte Casey lang gezogen, um ihren Überdruss deutlich zu machen, »ich brauche keine Nachhilfe. Ich muss nur eine Hausarbeit in Englisch abgeben, dann steigt meine Note von Vier plus auf Zwei.«

Erika ließ nicht locker. »Casey, du sollst nur wissen, dass wir etwas für dich organisieren, wenn du das willst.«

Casey sprang von ihrem Stuhl herunter, drehte sich auf dem Absatz um und stürmte mit ausgestreckten Armen und zur Abwehr geöffneten Händen in ihr Zimmer, wobei sie noch mit den Lippen lautlos, aber deutlich »Nein, danke!« formulierte. Dieser Familienrat war schon im Ansatz nach drei Minuten gescheitert.

Aber, wie angekündigt: Casey lieferte diese Hausarbeit ab und verbesserte dadurch ihre Note auf Zwei. Dabei wäre sie ohne Weiteres in der Lage gewesen, auch noch eine Eins zu erreichen. Da wir wussten, welche ehrgeizigen Ziele sie sich fürs spätere College gesetzt hatte, wäre es dringend nötig gewesen, dass sie sich dahinterklemmte. Aber interessierte sie das überhaupt noch?

Sie beklagte sich darüber, wie sehr sie sich in Redwood langweile. Die Kurse dort stellten angeblich keine hohen Ansprüche. Casey beteiligte sich nicht mehr an Aktivitäten außerhalb der Pflichtkurse und jammerte uns vor, wie materialistisch, oberflächlich und doppelzüngig ihre Mitschüler seien. Regelmäßig schimpfte sie, dass sie dort praktisch keine Freunde mehr habe. Damit lag sie uns ständig in den Ohren.

»Ich hasse dieses Redwood. Warum könnt ihr mich nicht auf ein Internat schicken?«

»Einer der Gründe, einer der wichtigsten Gründe, warum wir überhaupt nach Marin County gezogen sind, sind die exzellenten Schulen hier. Und wenn wir dich jetzt auf ein Internat schicken, reicht später das Geld nicht mehr fürs College.«

»Ich kann mir das Studium am College selbst verdienen!«

Ja – genauso wie du versprochen hast, Igor immer auszuführen und seine Hinterlassenschaften aufzuklauben. Schön wär's!, dachte ich.

Übers Internet fand sie ein Internat in Massachusetts an der Ostküste mit einem einzigartigen Kursplan, der Highschool und College kombinierte. Nun kam wieder die geschickte Diplomatin zum Vorschein, indem sie mir die Sache schmackhaft zu machen versuchte: »Dad, wenn ich in diese Schule gehen darf, kann ich meinen College-Abschluss schon in, na ja, drei Jahren machen. Das spart dir doch eine Menge Geld!«

»Casey, du bist erst fünfzehn. Wir lassen dich nicht in ein Internat am anderen Ende von Amerika ziehen.«

»Warum nicht?«

»Weil du dafür noch zu jung bist und die Schulen hier ein sehr hohes Niveau haben.«

»Oh Dad, menno!«

Wieder einmal versuchten wir es mit einem Kompromiss:

Erika und ich erklärten uns einverstanden, dass sie sich in Tamsical bewarb – etliche ihrer Freunde waren dorthin gegangen. Und das trotz schwerer Bedenken unsererseits: Das Besondere an Tamsical war, dass die jungen Studenten ihr Pensum weitgehend selbst bestimmten. Das hielten wir im Falle von Casey für desaströs, weil sie es ja nicht einmal schaffte, sich an den viel stärker strukturierten Lehrplan von Redwood zu halten. Außerdem hatte Tamsical – zu Recht oder zu Unrecht, das konnten wir nicht entscheiden – den Ruf, eine Verwahranstalt für Faulenzer und Kiffer zu sein. Auf der anderen Seite sahen wir ein, dass Casey jemand war, der mehr Selbstkontrolle über sein Leben brauchte. Wir überließen es daher ihrer Eigeninitiative, die ganze Bewerbungsprozedur selbst in die Hand zu nehmen.

Es wurde nie was draus.

Es gab einen merkwürdigen Widerspruch zwischen ihrem sehr schwach ausgebildeten Selbstbewusstsein und den hohen Ansprüchen an sich und andere. Für die meisten Lehrer in Redwood hatte sie nur Verachtung; sie bezeichnete sie als »doof«, »dumm« oder »lahmarschig«. Aber sie regte sich auch gnadenlos selbstkritisch auf schon bei unbedeutenden Fehlern in ihren Hausaufgaben. Sie gierte nach Anerkennung und Respekt für ihre Intelligenz, aber das musste spontan und echt sein; wurde ein falscher Ton angeschlagen, erkannte sie das sofort.

Trotz ihres ständigen Grummelns wegen Redwood gab es dann doch einen Lehrer, der sie vollkommen überzeugte – Mr DiStefano. Er war ehemals Wertpapierhändler an der Wall Street gewesen, aber er hatte mit Mitte vierzig sowohl diese Laufbahn als auch seine Ehe hinter sich gelassen und war nach Kalifornien gekommen, um ein neues Leben anzufangen. Hier unterrichtete er nun im Rahmen des sogenannte Advanced-Placement-Programms Soziologie und Wirtschaft. Sein beruflicher Erfolg in der Finanzwelt machte auf Casey großen Eindruck und er wurde so etwas wie ein Guru für sie. Ihm gelang es, ihr etwas zu vermitteln, was Teenager oft suchen, nämlich Anerkennung und Respekt seitens eines Erwachsenen, der nicht Vater oder Mutter ist. Sie sprach ständig über ihn, stöhnte wegen der Hausaufgaben, die er seinen Studenten aufbrummte, aber sie war äußerst besorgt, wenn er mal krank war. Mr DiStefano war wahrscheinlich der ausschlaggebende Faktor, warum sie schließlich doch in Redwood High blieb.

ELF

Eines Samstagmorgens saßen Erika und ich beim Frühstückskaffee in unserem kleinen Patio. An diesem Dezembertag war es noch so warm, dass wir tatsächlich im Bademantel draußen sitzen konnten. Casey übernachtete bei Freunden. Ein Kolibri schwirrte herbei und steckte seinen langen Schnabel in eine Vogeltränke, die draußen an der Wand hing. Erika trank einen Schluck Kaffee und machte dieser friedlichen Idylle ein Ende.

»Es gibt etwas, worüber wir uns mal unterhalten müssen.«

»Was meinst du denn?«

»Neulich stand ich zufällig vor Caseys Badezimmer, als sie drinnen war, und es klang so, als ob sie sich übergeben hätte.« Erika hielt inne und wartete auf eine Reaktion meinerseits. »Sie musste würgen und spucken.«

»Ja, na und?«

»Ich klopfte dann an und fragte sie, ob alles in Ordnung sei. Sie erklärte, sie habe Pizza gegessen und möglicherweise seien die Dosen-Oliven darauf nicht mehr ganz frisch gewesen. Anschließend stellte sie sich unter die Dusche.«

»Also hatte sie wohl eine leichte Lebensmittelvergiftung.« Ich blickte zum Himmel hinauf; aus der Bucht tönte ein Nebelhorn von der Golden Gate Bridge herauf.

Erika bedachte mich mit einem missbilligenden Blick. »Das hab ich in letzter Zeit schon häufiger bei ihr bemerkt. Vielleicht führt sie das absichtlich herbei, wie bei einer Bulimie.«

Erika war sich auch nicht zu schade, angesichts dieser neuesten Auffälligkeiten in Caseys Verhalten in deren Computer herumzuschnüffeln. Während meine Eltern meine Privatsphäre als Teenager durchgehend respektierten, war sie in einer Familie aufgewachsen, in der derartige elterliche Eingriffe normal waren. Dabei hatte sie entdeckt, dass Casey sich Webseiten angesehen hatte, auf denen es um Depressionen, Magersucht, Bulimie und Ritzen ging, und sie hatte den Verdacht, dass sie sich schon seit der Mittelstufe damit beschäftigte.

Ich seufzte. »Ach du je.«

»Und da ist noch etwas«, fuhr Erika fort. »Mir ist aufgefallen, dass Casey immer solche breiten Stoffarmbänder trägt, wenn sie nicht gerade ein langärmliges Hemd anhat.« Wieder erwartete sie eine Reaktion meinerseits. »Jedes Mal, wenn ich sie darauf anspreche oder versuche, sie anzufassen, wimmelt sie mich ab und lässt mich gar nicht an sich heran.«

»Ach ja?«

Erika verzog das Gesicht, als hätte sie auf etwas Saures gebissen. »Ich bin mir ziemlich sicher, dass sie sich auch ritzt.«

Ich stöhnte laut auf. »Dieses Kind bringt mich noch ins Grab.«

Erika trank noch einen Schluck Kaffee und fuhr in sehr bestimmtem Ton fort: »Wir sollten unbedingt dafür sorgen, dass sie wieder eine Therapie macht.«

Ich haderte noch mit Caseys schwankenden Schulnoten.

»Und du meinst nicht, dass das so eine … Phase sein könnte?«

»Keine Ahnung.«

»Also, was soll das mit dem Ritzen auf sich haben? Hast du je definitiv gesehen, was sich unter den Armbändern verbirgt?«

»Nein.«

»Vielleicht macht sie gar nichts in der Richtung«, entgegnete ich fast im Ton einer Frage. »Du weißt doch auch, dass sie es nicht leiden kann, wenn wir in ihren Kleidern herumwühlen. Verdammt, ich konnte es in dem Alter auch absolut nicht leiden, wenn meine Eltern mich irgendwie anfassen wollten.«

»Trotzdem finde ich ihr Verhalten höchst sonderbar.« Erika hatte ihren Blick fest auf mich gerichtet; sie war gespannt, wie ich reagierte.

Einerseits wollte ich am liebsten gar nicht wissen, was es mit den ominösen Armbändern auf sich hatte. Was ich nicht weiß, macht mich nicht heiß. Jeder sagte, dass Casey ein bisschen überdreht war. Das war eben jetzt diese Teenager-Zeit. Es würde sich von selbst legen. Ich hätte auch gerne daran geglaubt, dass Erika ein bisschen zu Übertreibungen neigte, aber ich wusste auch, wie aufmerksam sie alles beobachtete und hinterfragte. Letztlich verdrängte ich das Problem. Ich war mittlerweile so erschöpft, so ausgebrannt, dass ich nur noch wollte, dass sich das alles von selbst löste. Es war mir inzwischen einfach alles zu viel geworden, ich hatte keine Reserven mehr. Warum, um Himmels willen, konnte Casey nicht so sein wie andere Kinder, damit ich mich auch wieder ein bisschen mit mir selbst befassen konnte?

Ich sah Erika flehentlich an. »Liebling, das ist alles ziemlich viel auf einmal. Du weißt doch, wie Casey ist. Es wird schon schwierig genug werden, sie wegen der Schule an die Kandare zu nehmen.« Erika zog die Augenbrauen hoch und hörte mit skeptischer Miene zu. »Vielleicht kommt sie auch von selbst wieder darüber hinweg. Sollte sich herausstellen, dass an deinem Verdacht hinsichtlich der Kotzerei oder des Ritzens gar nichts dran ist, dann wird hier alles explodieren.«

»Okay. Wenn du meinst …« Erika klang nicht überzeugt.

Irgendwann im Lauf des Nachmittags kam Casey zur Tür hereingefegt. Erika und ich saßen im Wohnzimmer. Erika reparierte eine Halskette für eine Freundin und ich löste ein Kreuzworträtsel.

»Hal-lo-o!«

Casey lud ihren Rucksack, Schlafsack und Kissen gleich neben der Eingangstür ab. »Keine Sorge! Ich räum's gleich auf!« Mit diesen Worten verschwand sie sofort in ihrem Badezimmer. »Es war übrigens sehr lustig bei Caroline!« Sie trug ihre über alles geliebten zerrissenen Jeans, Astro-Boy-Boots und ein schwarzes Tanktop, bei dem man ein bisschen den Busenansatz sehen konnte. Um ihre Handgelenke lagen die besagten Armbänder aus Elastikstoff eng an. Sie schien ausgesprochen guter Dinge zu sein.

Als sie zu uns ins Wohnzimmer kam, atmete ich tief durch. »Casey, wir wollten kurz was mit dir besprechen. Würdest du dich mal bitte zu uns setzen?«

Sie streckte die Hände nach vorn, als ob sie negative Schwingungen abwehren wollte, und zog sich gleich wieder in Richtung ihrer Gemächer zurück. »Ich werde mich jetzt nicht mit euch unterhalten. Nicht, wenn es schon in diesem Ton anfängt«, sagte sie. »Lasst mich bitte in Ruhe. Ich habe keine Lust, mir von euch die Laune verderben zu lassen.«

»Casey, es liegt nicht bei dir, darüber zu entscheiden.« Ich blieb fest, laut und bestimmt. »Es geht um deine Sch…« In dieser Sekunde knallte ihre Tür zu und sie drehte den Schlüssel um. Verdammt noch mal. Wir standen vom Sofa auf und traten vor ihre Tür.

Ich versuchte es mit Anklopfen. »Casey, mach bitte die Tür auf.« Ich wackelte an dem Türknauf. Erika wiederholte in schrillem Ton: »Casey, mach die Tür auf!« Dann holte sie den Schraubenzieher. Ich entsperrte das Schloss und wir traten in ihr Zimmer. Casey lag auf dem Bett, ohne ihre Schuhe ausgezogen zu haben, und warf uns finstere Blicke zu.

Ich fing also an. »Wir müssen uns mit dir in erster Linie über die Schule und deine Hausaufgaben unterhalten. Wir haben dir die Chance gegeben, die Sache selbst wieder aufs Gleis zu setzen, aber allem Anschein nach funktioniert das nicht. Es kommen immer noch blaue Briefe.«

»Dad! Bekommst du denn überhaupt nicht mit, wie viel ich für die Schule tue? Ich sitze jeden Abend noch bis spät hier rum!«

Erika mischte sich ein. »Ja, weil du bis spät in die Nacht herumchattest. Du hast eine Vier in Algebra und dein Englisch ist von Zwei wieder runter auf Drei minus! Wie willst du es denn mit solchen Noten aufs College schaffen?«

»Halt die Klappe, Mom! Du hast ja nicht mal den Collegeabschluss gemacht.« Das war sehr frech und provozierend.

Erika war nahe daran, ihr eine Ohrfeige zu verpassen, aber ich hielt sie zurück. »Wie kannst du es wagen, so mit deiner Mutter zu sprechen! Sieh dir das hier an: Hausaufgaben nicht gemacht. Verspätungen. Abwesenheit. Das können wir nicht länger hinnehmen. Erinnerst du dich noch an unsere Vereinbarung wegen der Therapie?«

Casey fing an zu weinen. »Okay, ich weiß, dass ich zum Kotzen bin. Glaubt ihr denn, ich würde mich nicht scheiße fühlen dabei?«

»Bitte, lass diese Wörter.« Ich verabscheute es zutiefst, wenn sie solche Kraftausdrücke benutzte. All unsere Bemühungen, ihr eine zivilisierte Sprechweise beizubringen, schienen vergeblich gewesen zu sein. »Also, ich möchte jetzt von dir wissen, was du dagegen zu tun gedenkst?«

Sie rollte sich auf dem Bett zusammen, verbarg das Gesicht

in den Händen und schluchzte. »Wenn ihr mir auch mal zuhören würdet, ich wollte euch schon längst sagen, dass ich mit meinen Lehrern nach der Schule daran arbeiten werde. Sie haben mir gesagt, dass sie mir dabei helfen würden, meine Noten zu verbessern.«

Normalerweise knickten wir ein, wenn sie so als weinendes Häufchen Elend dalag, aber diesmal ließ Erika sich nicht beeindrucken. Sie schrie Casey erbost an: »Hör sofort mit der Flennerei auf! Wir wissen doch, dass du uns nur was vorspielst!«

Casey richtete sich auf dem Bett auf und sah Erika direkt in die Augen: »Halt endlich die Klappe … du! Du kotzt mich an! Du machst mich verrückt!«

Erika verlor die Fassung. »Nein, du hältst jetzt endlich die Klappe! Du bist diejenige, die hier alle verrückt macht. Und mal ganz nebenbei: Wofür sind denn diese albernen Armbänder?«

Mist.

Wir hatten vereinbart, das Thema noch auf sich beruhen zu lassen. Casey schrie mit höchster Lautstärke: »Haut ab!«

Erika streckte die Hand aus, um ihr ein Armband abzustreifen. »Außerdem weiß ich, dass du dich dauernd übergibst!«

Ich trat dazwischen und wollte die beiden trennen, aber Casey kratzte mich und versuchte, mich in den Arm zu beißen. Unwillkürlich riss ich den Arm hoch, um ihr eine zu knallen. Zwar konnte ich mich gerade noch rechtzeitig bremsen, aber dennoch war es zu spät, die Absicht war klar. Sie sah mich einfach nur voller Verachtung an. »Oh, das war gut, Dad! So, jetzt schlägst du mich also auch! Raus mit euch … Alle beide!«

Jetzt half nur noch Schadensbegrenzung. »Casey, hör mal zu …«

»Raus hier!« Sie sackte aufs Bett zurück und rollte sich wieder zusammen. Ich zog Erika mit mir, um sie aus der Gefahrenzone zu bringen, da Casey noch mit den Beinen wie wild um sich trat, und schob sie zum Zimmer hinaus.

»Weg mit euch! Ich hasse euch!«

Ich stand im Türrahmen, mein Gesicht glühte vor Wut, aber auch vor Scham. Sobald ich draußen war, knallte sie mir die Tür mit solch einer Wucht vor der Nase zu, dass die Türangeln wackelten, die sich durch jahrelangen derartigen Missbrauch ohnehin gelockert hatten. Sie hämmerte weiter mit Fäusten und Füßen dagegen. Erst nach einer Stunde verebbte der Anfall.

Ich ging in die Küche ans andere Ende des Hauses, wo es vergleichsweise ruhig war. Erika war dabei, den gesamten Kühlschrank zu durchwühlen. Sie hatte einen großen Abfalleimer neben die Kühlschranktür gestellt. Sie holte alles Mögliche heraus, Milch- und Orangensaftpackungen, Käse und Salami, Salat und Äpfel, und warf es in den Müll. Die Sachen waren alle in Ordnung und keineswegs verdorben. Ich stand also jetzt zwischen zwei Frauen, denen die Sicherungen durchgeknallt waren.

»So? Sie will also nichts mehr essen? Na gut, dann schmeiße ich ihre Lebensmittel einfach weg!«

»Liebling! Hallo! Stopp mal!« Ich musste sie mit einer festen Umarmung vom Kühlschrank abhalten, bis sie sich beruhigte.

»Verdammt! Verdammt! Verdammt! Ich hasse sie!«, rief Erika erbost.

»Nein, das tust du nicht. Du hasst bloß ihr Benehmen.«

»Dieses kleine Miststück! Sieh nur, wozu sie mich gebracht hat«, murmelte sie und wischte sich die Tränen, während sie nach und nach die Sachen wieder aus dem Abfalleimer klaubte. Ich legte den Arm um sie und führte sie an unseren Esstisch, wo wir uns gegenübersetzten. Wir waren beide erschöpft, wie erschlagen und konnten nur hoffen, dass die Nachbarn von diesem Aufruhr nichts mitbekommen hatten.

Zum Glück führten Caseys Anfälle stets dazu, dass sie hinterher vollkommen ausgelaugt war. Auch am Tag nach dieser Episode war sie ruhig und lammfromm, als hätte sie die Dämonen, von denen sie gequält wurde, ausgetrieben. Was ich aber vor allem fürchtete, war, dass sie mir diesen Zwischenfall ewig und drei Tage vorhalten würde und er noch einen Grund lieferte, mich zu hassen.

Mein Kind, das mich mit Verachtung straft … Das war natürlich nie und nimmer der Vater, der ich sein wollte. Wie war ich in diese Rolle geraten? Ich wollte nicht mehr und nicht weniger als ein normaler Vater mit einem normalen Kind sein – was immer »normal« in diesem Zusammenhang bedeutete. Ich liebte sie, aber ich wusste nicht, ob sie mich auch liebte.

Später am Abend schrieb ich eine kleine Notiz, in der Absicht, die Lage zu entspannen.

»Liebe Casey. Es tut mir leid, dass ich die Geduld verloren habe. Du weißt, wie sehr ich dich liebe, Dad«

Darunter malte ich ein Smiley, ging zu ihrem Zimmer und versuchte, die Tür zu öffnen, doch sie war wieder verschlossen. Also schob ich den Zettel unter der Tür durch.

Gegen elf Uhr nachts lag ich im Bett und sah mir die Lokalnachrichten im Fernsehen an. Erika war schon eingeschlafen, aber ich wollte mir noch *Saturday Night Live* ansehen, die Comedy-Show von NBC, die samstags immer um halb zwölf beginnt. Im Schlafzimmer war es vollkommen dunkel, bis auf das Flimmern des Bildschirms. Aus den Augenwinkeln heraus sah ich, wie eine Gestalt im Türrahmen auftauchte, geräuschlos wie ein Gespenst. Es war Casey.

»Hallo, Honey.« Ich war ehrlich erfreut, sie zu sehen. Vielleicht wollte sie eine Aussprache.

Sie hatte sich wieder gefasst. »Weißt du, du unterhältst dich nie einfach so mit mir«, sagte sie. »Du hast gar keine Vorstellung, wer ich eigentlich bin.«

Mir wurde ganz flau. Dabei versuchte ich doch ständig verzweifelt, mit ihr ins Gespräch zu kommen. Ich sollte keine Vorstellung davon haben, wer sie wirklich war? Casey, wer bist du? Sag es mir. Was mache ich nur falsch?

»Mein Schatz, aber du lässt mich doch gar nicht an dich ran. Du weißt doch, wie sehr wir dich gernhaben.« Vielleicht war das die Lücke in ihrem Panzer, eine Chance, die Verbindung zu vertiefen. »Casey, setz dich doch bitte einen Moment zu mir.« Aber sie war wie ein scheues Reh gegenüber menschlichem Kontakt und wandte sich wieder ab. Meine Aufforderung war nicht rasch genug gekommen.

Sie war wieder verschwunden.

Was hätten wir gewonnen, wenn ich schneller die richtigen Worte gefunden und sie dazu gebracht hätte, sich mir anzuvertrauen? Vielleicht hätte sie dann ihren Panzer fallen und ein bisschen mehr von sich zum Vorschein kommen lassen, mir gezeigt, wer sie wirklich war. So stand sie immer auf der anderen Seite jener bereits arg ramponierten Tür, hinter der sie schrie und weinte und wild um sich schlug, jener Tür, die sie nie wirklich öffnete, und dabei war sie nur eine Armeslänge entfernt.

Vielleich hätte sie mir sagen wollen, dass es in ihren Augen närrisch war, sie lieben zu wollen, sie, dieses von Gott und der Welt verlassene Häufchen Elend. War es das, was sie mir sagen wollte? War sie zu ängstlich, mir zu gestehen, dass sie nichts mehr fürchtete, als wieder verlassen zu werden? Sie würde nie genug Hass gegen mich ausspucken können, dass ich mich von ihr abwendete. Das würde ich niemals tun. Selbst wenn sie eine ihrer schrecklichsten Waffen einsetzte, nämlich den Satz »Ihr seid ja gar nicht meine richtigen Eltern«, war meine Antwort stets: »Pech gehabt. Wir gehören nun mal zusammen und daran wird sich nie etwas ändern.«

Wenn ich sie nur davon überzeugen könnte, dass Erika und ich sie bedingungslos liebten! Die Kämpfe, die wir miteinander ausfochten, entstanden doch immer bloß als Reaktion auf ihre Wutausbrüche; sie waren nicht gegen sie selbst gerichtet. Wir brauchten sie einfach, damit sie uns half, ihr zu helfen.

ZWÖLF

Casey und ich fuhren auf der Interstate durch Sacramento Richtung Norden zum Lake Tahoe. Das war im Februar 2006; wegen eines Feiertags gab es ein verlängertes Wochenende und Casey hatte Winterferien. Deswegen wollten wir ein paar Tage in Squaw Valley oberhalb des Sees zusammen Ski fahren.

Solche gemeinsamen Urlaube waren selten geworden, da Casey, die bald sechzehn wurde, natürlich lieber mit ihren gleichaltrigen Freunden unterwegs war. Außerdem vermied sie es, wo immer sie konnte, gemeinsam mit uns in der Öffentlichkeit gesehen zu werden; sie meinte, ihren Freunden unseren Anblick nicht zumuten zu können. Das nahm mitunter groteske Formen an. So rutschte sie im Wagen gelegentlich unter die Fensterlinie, um sich von außen unsichtbar zu machen, oder bestand darauf, dass wir in einer Shoppingmall zehn Schritte hinter ihr blieben, als wären wir in einem Zeugenschutzprogramm.

Gleichwohl nutzten wir gern diese Gelegenheit, auch mal etwas gemeinsam zu unternehmen, solange sie sich noch bot. Unglücklicherweise hatte sich Erika kurz vor der Abfahrt eine Erkältung zugezogen und es sah so aus, als müssten wir alles wieder abblasen. Doch zu meiner Überraschung war Casey ohne Weiteres bereit, auch mit mir allein zu fahren. Ich fühlte mich durchaus geschmeichelt und hatte nur ein wenig Bedenken, ob uns dann auf Dauer nicht der Gesprächsstoff ausging. Erika kannte solche Probleme gar nicht; man konnte sich bei ihr immer darauf verlassen, dass sie noch am totesten Punkt einer Konversation einen Aufhänger fand, um ein Gespräch wieder in Gang zu bringen.

Auf der Fahrt hatte ich aber auch keine Probleme mit langen Minuten des Schweigens in zenartiger meditativer Stille. Casey trug eines ihrer Lieblingsoutfits: eine hauptsächlich tomatenrote Kapuzenjacke, die aber noch ganz viele verschiedene Muster in der Art von Quilts aufwies, natürlich ihre zerrissenen Jeans und ein rosafarbenes T-Shirt mit den Buchstaben FCUK aus dem French-Connection-U.K.-Laden in New York. Das Wortspiel mit den vertauschten Buchstaben gefiel ihr und sie mochte die gefühlte Verbindung zu New York, das sozusagen ihr Traumziel war, wo sie eines Tages leben wollte. Ihre ziemlich ausgelatschten Converse-Schuhe lagen unordentlich im Fußraum; nur unter dieser Bedingung hatte ich ihr erlaubt, das Armaturenbrett als Fußablage zu benutzen, während sie über Kopfhörer der Musik aus ihrem iPod lauschte.

Seit jenem letzten großen Krach hatten Erika und ich nichts weiter unternommen, um wegen der Hausaufgaben unsere Drohung mit der Therapie in die Tat umzusetzen. Auch hinsichtlich Erikas Verdacht in Bezug auf Bulimie oder Ritzen hatte es keine weiteren Diskussionen gegeben. Unsere Auseinandersetzungen mit Casey endeten manchmal wie Boxkämpfe, bei denen sich die Kontrahenten nach einer besonders heftigen Runde mit blutigen Nasen in ihre jeweilige Ecke verziehen.

Es ist ja auch nur allzu leicht und bequem, sich an guten Tagen in Wohlgefallen zu wiegen und die weniger erfreulichen Verantwortlichkeiten beiseitezuschieben. Unser Versagen, ihr gegenüber durchzugreifen, und unser schlechte Angewohnheit, auf Androhungen keine wirklichen Konsequenzen folgen zu lassen, hing über mir wie eine dunkle Wolke.

Andererseits vergaß ich in der Hitze der von übelsten Schimpftiraden durchsetzten Auseinandersetzungen allzu leicht, wie viel tatsächlich »gute Zeit« wir miteinander verbrachten, die »Normalität«, nach der wir uns stets sehnten. So viele schöne Szenen hatten sich mir eingeprägt. Als sie drei Jahre alt war, tanzte Casey bisweilen in unserem Wohnzimmer in Simsbury herum und wollte, dass ich sie heiratete und dass wir unser Kind dann Casey nannten. Und im Alter von sieben Jahren, als das enge gemeinsame Zusammensein mit ihrem Vater für sie noch ein Highlight des Tages war und nicht eine kaum erträgliche Last, staffierte Erika sie manchmal mit einem kleinen schwarzen Kleidchen, violettfarbenen Strümpfen, Ballerinas und einem Tupfer Make-up aus, sodass wir diesen Vater-Tochter-Tanz besonders stilvoll ausführen konnten. Als sie dreizehn war, verbrachten wir einmal einen Samstagvormittag in Manhattan auf der Suche nach einem Taschenbuch, das sie unbedingt haben wollte, und dieser Bucheinkauf artete zu einem Marathonlauf durch die New Yorker Buchläden aus. Im gleichen Jahr machte sie mir ein wirklich umwerfendes Weihnachtsgeschenk, nämlich eine sehr teure Armbanduhr (mit etwas freundlicher Unterstützung von Mom), und seither verstand ich ihre Einstellung zu Geschenken: Wenn man etwas verschenkte, dann musste es auch Eindruck machen; ansonsten konnte man es lieber gleich lassen. Von dieser Uhr werde ich mich niemals trennen.

»Hey, Dad.« Casey nahm die Stöpsel aus den Ohren und schüttelte die Haare. »Wie lange fahren wir noch?«

»Hmm, wahrscheinlich ein bis zwei Stunden. Hängt vom Verkehr ab.«

Sie stöhnte und sah sich um. »Mann, diese Gegend hier ist ja ziemlich schäbig«, lautete ihr Kommentar angesichts der Abfolge von Gewerbegebieten und tristen Wohnvierteln entlang der Autobahn im Norden der kalifornischen Hauptstadt Sacramento.

»Stimmt.« Dabei musste ich über ihren typischen Teenagerjargon grinsen. Die Fahrt ging weiter in die Sierra Foothills, ein malerisches Weinanbaugebiet am Fuß der Sierra Nevada. Auf der Höhe von Kingvale sahen wir den ersten Schnee auf beiden Seiten der Straße.

Ich wagte mich auf dünnes Eis: »Sag mal, gibt es denn eigentlich schon irgendwelche Jungs, für die du dich interessierst?« Ihr blieb der Mund offen stehen, als müsste sie sich übergeben, und dabei bedachte sie mich mit einem vernichtenden Blick. »Dad, ich fasse es nicht, dass du mich so etwas fragst. Ich habe im Moment doch wirklich Wichtigeres zu tun!«

Ich konnte kaum glauben, dass Jungs bei ihr nicht geradezu Schlange standen, aber da lag ich wohl ganz daneben. Ich hatte eine ziemlich konkrete Vorstellung, welchen Typ sie bevorzugte, denn ich kannte Nathaniel, Dylan, David, einen Bruder ihrer Freundin Emily, und den Sohn unseres Pfarrers, Steven. Außerdem verbrachte sie viel Zeit mit ihren Freunden Julian und Max, aber die kamen mir rein platonisch vor. Überhaupt schienen die Beziehungen zu all diesen Jungen platonischer Art zu sein.

Als ob sie Gedanken lesen könnte, sagte Casey: »Hör mal, nicht dass du meinst, ich sei lesbisch oder was, Dad?« Ich schielte zu ihr rüber, weil ich mit einer solchen Bemerkung zuallerletzt gerechnet hatte. »Aber andererseits brauchst du nicht zu glauben, dass ich mal heiraten und Kinder bekommen werde, denn das wird nie passieren. Ich hasse Kinder.«

Ich musste mich hüten, laut loszulachen. »Ich möchte nur, dass du glücklich bist, mein Schatz. Das weißt du doch.«

Dann wurde es wieder still im Wagen und jeder hing seinen Gedanken nach. Ich war mir ziemlich sicher, dass sie sich bisher noch mit keinem der Jungen eingelassen hatte. Auch das war keineswegs ungewöhnlich. Die meisten ihrer Freundinnen hingen immer zusammen herum. Ich nahm an, dass einige schon sexuelle Erfahrungen gemacht hatten, andere nicht. Casey neigte eher dazu, Intimität von sich fernzuhalten; da ging sie auf Abstand. Mir war es egal, ob sie sich als hetero oder lesbisch entpuppte. Ich wünschte ihr nur, dass sie ihr Leben nicht allein verbringen musste. Ich befürchtete ein bisschen, dass ihr Hang, Menschen vor den Kopf zu stoßen, eines Tages dazu führen könnte, dass sie auf dem Trockenen sitzen blieb.

In Donner Summit reichte der geräumte Schnee an den Straßenrändern bis zum Autodach. Es kam einem so vor, als fahre man durch einen eiskalten weißen Korridor. Wir hielten für einen kurzen Snack und eine Toilettenpause in Truckee und fuhren dann die letzte Strecke bis Tahoe City.

Nachdem sich das Thema Boyfriend eher als Fehlgriff erwiesen hatte, lag mir daran, noch ein anderes heikles Thema zur Sprache zu bringen. »Casey, hör mal, hast du dir jemals über deine biologische Mutter Gedanken gemacht?«

Dafür wurde ich mit einem weiteren Igitt-Blick belohnt. »Dad, wie kommst du denn auf diese Frage?«, murmelte sie kopfschüttelnd.

»Ich weiß nicht. Ich habe mich nur gefragt, ob du jemals das Bedürfnis hattest, darüber zu sprechen.«

»Ausgerechnet mit dir?« Sie drehte die Lautstärke in ihrem iPod hoch und selbst ich konnte trotz der Fahrgeräusche die Raps aus den Ohrstöpseln hören. Das war eine der wenigen Gelegenheiten, bei denen ich dieses Thema vorsichtig ansprach. Und wie immer blockte sie kurzerhand ab.

Gegen vier Uhr nachmittags checkten wir dann in unser Zimmer in Tahoe City in der Travelodge ein, einem Kettenhotel.

Es war ein Zweibettzimmer mit Tisch, Stühlen, den üblichen Drucken an der Wand, Fernseher, Kaffeemaschine, Bad. Wirklich nichts Aufregendes, aber sauber, komfortabel und funktional. Für mich war alles in Ordnung, doch Casey sprühte Gift und Galle, als sie ihr Urteil verkündete: »Bäh! Dieses Hotel ist ätzend.« Sie knallte ihre Reisetasche auf das Bett, das näher am Badezimmer stand. »Dad, warum müssen wir uns überhaupt ein Zimmer teilen?«

»Wir sind doch zum Skifahren hierhergekommen und nicht, um den ganzen Tag im Hotelzimmer herumzuhängen. Und im Übrigen kostet ein Zimmer in Squaw Valley leicht das Doppelte von dem hier.«

»Der Vater von Caroline und Ian hat eine Eigentumswohnung in Squaw Valley.«

»Na ja, erstens fahren die beiden während der Wintersaison eben auch ständig hierher und zweitens haben sie nun mal einen sehr wohlhabenden Vater«, erwiderte ich mit einem Anflug von Sarkasmus.

»Da-ad. Lass es.« Sie mochte es überhaupt nicht, wenn ich auch nur im Geringsten eine kritische Bemerkung über ihre Freunde machte – nicht einmal im Scherz.

So hatten wir schließlich aber doch einen schönen Tag miteinander verbracht. Ich mochte es sehr, mit Casey zusammen zu sein, wenn sie glücklich und unbeschwert war. Ich freute mich schon auf den nächsten Tag, wenn wir zusammen Ski laufen gingen, und glitt allmählich in den Schlaf, während sie noch eine Castingshow im Fernsehen anschaute.

Am nächsten Morgen reihten wir uns in die lange Prozession schlammbespritzter Autos ein, die in Schleichfahrt von Tahoe City nach Squaw Valley unterwegs waren. Für die sieben oder acht Kilometer brauchten wir eine halbe Stunde, anschließend dauerte es noch, bis wir einen Parkplatz gefunden hatten. Dennoch hatten wir genügend Zeit, bis Caseys Snowboarding-Kurs anfing. Wir fuhren mit der Gondel nach High Camp hinauf und fanden schnell den Treffpunkt für die Snowboarder. Casey bemerkte bald, dass auch etliche Jungen in ihrem Alter teilnahmen, und scheuchte mich rasch weg. Ich sollte so tun, als ob wir uns nicht kannten, bis sie mir andere Anweisungen gab. In einer Stunde wollten wir uns nach dem Kurs wieder treffen.

Damit glitt ich hinüber zum Sibirien-Express, einem viersitzigen Sessellift, und schloss mich einer Drei-Personen-Gruppe an, die sich auf dem Weg nach oben über das Wetter und den Zustand der Pisten unterhielt. Beim Anblick der Skifahrer und Snowboarder, die fünfzehn Meter unter uns nur mit einem Zischen über den Hang glitten, stellte ich mir vor, wie Casey und ich uns auf den Pisten heiße Verfolgungsjagden lieferten; sie würde auf ihrem Board hin und her schwingen, während ich auf Skiern hinterherraste. Es wäre eine solche Wohltat, zu sehen, wie sie dabei ihren Spaß hatte, wenn sie merkte, wie sie das Snowboard beherrschte, und es wäre ein großer Schub für ihr Selbstwertgefühl.

Zur vereinbarten Zeit trafen wir uns wieder vor dem High-Camp-Restaurant. Sie saß draußen davor, einer der Snowboard-Boots war noch auf dem Board festgeschnallt. Sie wirkte ziemlich niedergeschlagen. Ich schwang mich neben sie.

»He, wie war's?« Sie stocherte im Schnee herum und zuckte die Achseln. Vielleicht war sie nur müde.

»Wollen wir nicht ein bisschen Ski fahren? Mich würde interessieren, was du gelernt hast.« Sie blieb stumm.

»Sollen wir reingehen und eine Kleinigkeit essen?«

»Von mir aus.« Sie richtete sich auf und schnallte den Stiefel vom Snowboard ab.

Drinnen im Restaurant holten wir uns heiße Schokolade und setzten uns an einen Fensterplatz. Ich versuchte, sie zum Reden zu bringen, aber sie blieb sehr einsilbig. Es sah so aus, als wäre der Kurs nicht so gelaufen, wie sie sich das gedacht hatte, aber aus Erfahrung hütete ich mich sehr wohl, jetzt weiter in sie zu dringen. Sie wollte in Ruhe gelassen werden. Allerdings gab es da ein Problem: Wie sollten wir die Abfahrt mit 600 Meter Höhenunterschied ins Tal nun bewältigen?

Ich versuchte es ganz sanft noch einmal: »Liebling, wenn du zu müde bist, müssen wir nicht bleiben.«

Sie blickte stur vor sich in die Tasse. »Und was ist mit dir? Du wolltest doch Ski fahren?«

Das stimmte natürlich. Das Wetter war großartig und ich hatte wenig Lust, mir das entgehen zu lassen, ganz zu schweigen von dem Geld, das ich bereits für die Tageskarte und das ganze Drum und Dran bezahlt hatte. Wenn ich mir den Spaß gönnte, während sie auf mich warten musste, dann lernte sie vielleicht die Lektion, dass sich die Welt nicht nur ausschließlich um sie drehte. Andererseits wäre meine Freude auch nicht ungetrübt, wenn ich wusste, dass sie sich elend fühlte. Also gab ich nach.

»Mir ist es egal. Von mir aus können wir gehen. Es wird wohl am besten sein, wenn wir mit der Gondel wieder nach unten fahren.«

Sie sah mich an und verdrehte die Augen. »Nee, das ist doch echt schwach, Dad.« Mit der Gondel nach unten zu fahren hätte so etwas wie Gesichtsverlust für sie bedeutet. Das ließ ihr Stolz nicht zu. Sie war entschlossen, aus eigener Kraft den Berg hinunterzukommen. Möglicherweise gab ihr die Fahrt auch wieder etwas Auftrieb und ihre Laune verbesserte sich dann. Im Moment allerdings war es unmöglich, ihr ein Lächeln zu entlocken.

Wir tranken die Schokolade aus, gingen wieder nach draußen und schnallten uns Skier und Snowboard an. Normalerweise konnte man für die etwa fünf Kilometer lange Abfahrt ungefähr zwanzig Minuten veranschlagen; der größte Teil der Strecke ging über sanfte Hänge, aber es gab auch ein paar steile, vertrackte Stellen.

Wir stießen uns beim Restaurant ab und ich ließ Casey vor mir her gleiten. Sie eierte ziemlich unsicher auf dem Brett herum und kippte nach ein paar Metern rücklings in den Schnee. Als ich neben ihr zum Stehen kam, bedachte sie mich mit einem giftigen Blick, als sei alles nur meine Schuld.

Ich streckte die Hand aus. »Fass an, ich zieh dich hoch.« Sie ignorierte das und rappelte sich selbst wieder hoch, fand das Gleichgewicht und glitt fehlerfrei zehn Meter weiter; dann stoppte sie vor einem flachen Teilstück. Ich blieb neben ihr stehen. »Siehst du, Casey, das ging doch schon großartig!«

Für die gesamte Abfahrt brauchten wir sage und schreibe anderthalb Stunden, weil die Fahrt immer wieder von ihren Wutanfällen und Schimpftiraden unterbrochen wurde. Mehrmals drohte Casey damit, das Board allein sausen zu lassen und die Nacht lieber im Freien auf dem Berg zu verbringen. Jedes Mal brauchte es eine lange Überredungsprozedur.

Als wir dann endlich unten im Tal waren, lief ihr die Nase vom ständigen Weinen und an ihren Haaren hingen lauter Schneeklümpchen. Körperlich war sie ziemlich angeschlagen und sie ärgerte sich sehr über sich selbst. Wenn sie doch nur mehr Geduld hätte! Am liebsten hätte ich sie in die Arme genommen, um sie zu trösten und aufzumuntern, aber ich wusste, dass sie nur weiterschimpfen würde.

»Also dann, Liebling, ich glaube, es ist das Beste, wir packen unsere Sachen und fahren wieder nach Hause.« Unter diesen Umständen ergab es keinen Sinn, noch länger zu bleiben.

Sie sah vor sich auf den schneebedeckten Boden und murmelte: »Tut mir leid, dass ich es so vermasselt habe.« Dabei zog sie die Nase hoch und wischte sie sich am Ärmel ab.

Ich fühlte mich auch etwas beklommen. »Ach, nimm es nicht so schwer. Ich wünschte, es wäre dir leichter gefallen, mit dem Snowboard zurechtzukommen.« Dabei wollte ich ihr wenigstens den Arm um die Schulter legen, doch sie stieß mich weg.

Ihre Zurückweisungen war ich mittlerweile gewöhnt und versuchte schon seit Langem, es nicht persönlich zu nehmen. Ich konnte nur hoffen, dass sie sich bewusst war, dass ich sie nie zurückweisen würde, egal wie schwierig sie war.

Die Rückfahrt verlief überwiegend schweigend. Casey wollte nie wieder Ski fahren oder zum Snowboarden gehen. Das war typisch für sie und für ihre Unfähigkeit, mit Misserfolgen umzugehen, genau wie damals beim Schlittschuhlaufen, als sie acht Jahre alt war. Wenn ihr etwas nicht auf Anhieb hundertprozentig gelang, dann hielt sie es nicht für wert, sich weiter damit zu beschäftigen. So beraubte sie sich selbst vieler Möglichkeiten im Leben.

DREIZEHN

Casey beendete ihr zweites Jahr in der Highschool mit einer schwachen Zwei als Durchschnittsnote. Für die meisten Schüler wäre das eine respektable Leistung, aber nicht für Caseys eigene Ansprüche. Wahrscheinlich ohrfeigte sie sich aus Wut und Enttäuschung über sich selbst.

Wieder einmal kam diese deprimierende Abwärtsspirale in Gang. Casey verweigerte sich unseren Unterstützungsangeboten, wozu auch wieder Nachhilfe zählte, und wir fühlten uns vollkommen hilflos, wenn es darum ging, sie zu trösten oder wieder aufzubauen. Da nun die langen Sommerferien unmittelbar bevorstanden, hofften wir, dass sie nach einer Weile Distanz zur Schule im Herbst neu durchstartete.

In den Sommerferien spielte sie oft Fußball und Lacrosse, aber das hatte mehr mit der damit verbundenen Geselligkeit zu tun als mit sportlichem Ehrgeiz. Um sich wirklich Bewegung zu verschaffen, legte sie oft ihr *Dance-Dance-Revolution*-Videospiel ein und machte die Bewegungen im Wohnzimmer auf ihrer Tanzmatte nach, als handele es sich um ein Aerobic-Workout.

Dann fielen wir aus allen Wolken, als Casey eines Tages damit ankam, an einem Work-Camp in Alaska teilnehmen zu wollen, das von der Jugendgruppe unserer Kirchengemeinde angeboten wurde, einem Ferienlager, bei dem die jungen Leute sich mit verschiedenen handwerklichen Tätigkeiten nützlich machten. Das war auch insofern eine positive Überraschung, als Casey sich gern als überzeugte Atheistin darstellte. Da sie sich sonst kaum an Schulaktivitäten außerhalb des Pflichtpensums der Kurse beteiligte, bedeutete solch eine Unternehmung bestimmt die wunderbare Erfahrung, einmal etwas ganz Neues zu erleben, und es würde den Lebenslauf, den sie eines Tages für ihre College-Bewerbung einreichen musste, sicherlich auch schmücken. Das Angebot dieses Feriencamps traf irgendwie den Nerv bei den Jugendlichen und war allseits sehr beliebt – von selbsternannten Atheisten wie unserer Tochter bis zu den besonders Frommen. Nach ihrer Rückkehr beklagte sich Casey dann zwar über die »Jesus-Freaks«, die sie anscheinend ständig bekehren wollten. Auf weiteres Nachfragen gab sie allerdings immerhin zu, dass ihr die Arbeit beim Neuanstrich der Unterkunft viel Spaß gemacht hatte, und ein Highlight war zweifellos eine Bootsfahrt zu einem der Gletscher, den sie von ganz Nahem sehen konnte. Demnach war diese ganze Reise offenbar wirklich eine Bereicherung.

Erika hatte weiterhin diskret ein wachsames Auge auf das, was sich hinter Caseys geschlossener Badezimmertür abspielte. Seit wir das Thema zum ersten Mal zur Sprache gebracht hatten, hörte Erika nicht mehr so viele Würgegeräusche wie zuvor. Entweder war es wohl doch nur eine Art Phase gewesen, die abgeklungen war, oder Casey verheimlichte etwas, indem sie sich woanders, außerhalb unserer Hörweite erbrach. Auf jeden Fall entwickelte sie aber einige ziemlich bedenkliche Essgewohnheiten. Dadurch wurde es für uns immer schwieriger, einfach einmal eine gemeinsame Mahlzeit mit ihr einzunehmen. Wenn sie überhaupt zum Essen aufkreuzte, pickte sie nur ein paar Salatblätter mit der Gabel auf und ließ alles andere einfach liegen. So schnell wie möglich verzog sie sich anschließend in ihr Zimmer, um Hausaufgaben zu machen – wie sie sagte.

Dabei beklagte sie sich immer wieder über Magenbeschwerden. Aber eine Untersuchung beim Arzt ergab keinerlei Befund – keine Lebensmittelvergiftung, keine Blinddarmreizung und keine Geschwüre. Alles, was sie zu sich nahm, waren Cornflakes, Müsli, japanische Ramen-Nudeln, Brot und Salat und natürlich die unvermeidliche Diät-Cola. Sie bezeichnete sich als Vegetarierin.

Erika machte sich mehr Gedanken über Caseys Essgewohnheiten als ich, denn sie war von Haus aus mehr daran gewöhnt, dass die Familie ordentliche Mahlzeiten, die selbst zubereitet wurden, gemeinsam einnahm. So war es in ihrer Jugend immer üblich gewesen. Aber wenn man Casey mit so etwas nervte, provozierte man nur Ärger und es wurde einem die Tür vor der Nase zugeschlagen.

Dabei unterschied sich Casey in dieser Hinsicht keineswegs von ihren Freunden und Gleichaltrigen aus der Nachbarschaft. Da gab es jede Menge Veganer, Vegetarier und Rohkostler. Die jungen Leute hingen alle spätabends viel zu lang im Internet herum, sahen zu viel fern und kamen dementsprechend morgens nicht aus den Betten. Einige vertrugen kein Mehl oder Gluten und andere keine Milchprodukte.

Eines Tages lief Casey auch wieder ohne ihre Stoffarmbänder an den Handgelenken herum und es gab keine Anzeichen für Narben. Erika vertraute sie einmal an, einige ihrer Freundinnen hätten sich zwar fürs Ritzen interessiert, aber das war nur eine Art Experimentierphase und mittlerweile wieder out. Also war das nichts, weswegen man hysterisch werden musste.

Casey begann ihr drittes Studienjahr in Redwood im Herbst 2006. Erika und ich hatten gehofft, dass sie sich in puncto Schuldisziplin fangen würde, aber es ging mit Benachrichtigungen und

Abmahnungen wegen Abwesenheit und mangelhafter Leistungen in etwa so weiter wie im vorangegangenen Schuljahr. Auch bei ihren Noten gab es große Unterschiede.

Europäische Geschichte: »Casey ist eine Bereicherung für den Kurs. Sehr erfreulich.«
Mathematik: »Weiterkommen sehr gefährdet.«

Angesichts der Tatsache, dass ihr weniger als zwei Jahre verblieben, um ihren Notendurchschnitt auf das für eine erfolgreiche College-Bewerbung notwendige Niveau zu heben, waren all diese Dinge mehr als bedenklich. Sie konnte es sich einfach nicht mehr erlauben, Unterricht zu verpassen oder unvollständige oder unzureichende Hausaufgaben abzugeben – vor allem im Hinblick darauf, dass sie renommierte Colleges wie NYU, Bard, Reed oder Bennington ins Auge gefasst hatte, wo viele hinwollten und der Wettbewerb und die Anforderungen entsprechend hoch waren. Mich packte das reine Entsetzen bei dem Gedanken, in welchen seelischen Abgrund sie stürzen würde, wenn man sie nirgendwo annahm.

Aber es braute sich noch etwas anderes zusammen, das noch viel bedenklicher war.

Erika brachte das Thema bei einem Sonntagsspaziergang zur Sprache, den wir mit unserer Freundin Sharon, ihrem Hund Joy und unserem Igor unternahmen. Es herrschte typisches Indian-Summer-Wetter; man konnte in Shorts und T-Shirt herumlaufen. Sharon trug eine riesige Sonnenbrille. Wir gingen im Uferpark an der San Francisco Bay entlang; unser Ziel war ein kleiner weißer Pavillon direkt am Wasser. Eine Familie aus dem Ort, deren siebenjährige Tochter vor vierzig Jahren an einer mysteriösen Krankheit gestorben war, hatte ihn der Gemeinde gestiftet. Es war ein sehr idyllisches, ruhiges Plätzchen. Wir ließen uns drinnen auf der umlaufenden Bank nieder.

»Es ist doch immer wieder ein beschaulicher Ort«, meinte Sharon und strich voller Bewunderung mit der Hand über das fein gearbeitete, hölzerne Gitterwerk.

Erika seufzte. »Dabei macht es einen ein bisschen traurig, wenn man weiß, dass der Pavillon zum Gedenken an ein kleines Mädchen errichtet wurde.«

Wir saßen eine Weile in den Anblick der Bay versunken schweigend da. Igor und Joy kamen vom Ufer hechelnd und schwanzwedelnd auf uns zu und berührten uns mit den feuchten Schnauzen, wie um »Guten Tag« zu sagen. Dann trollten sie sich einträchtig wieder zurück ans Wasser. Erika unterbrach die Stille. »Ich muss euch etwas anvertrauen, worüber ich mir Sorgen mache.«

Oha.

»Als ich neulich etwas frisch gewaschene Wäsche in Caseys Zimmer eingeräumt habe, fand ich hinten in einer Schublade eine leere Flasche Skyy Wodka.«

Mir wurde schlagartig flau zumute. Sharon, normalerweise der Typ der stets gut gelaunten Cheerleaderin, Miss Positiv in Person, setzte eine bedenkliche Miene auf, als Erika weitersprach. »In ihrer Handtasche fand ich Zigaretten und eine Glaspfeife.«

Ich war entsetzt. »Was meinst du damit? So was wie ’ne Crackpfeife oder eine Haschpfeife?«

»Eine Haschpfeife«, erwiderte Erika ganz nüchtern.

»Aha.« Seltsamerweise war ich sogar etwas erleichtert. Wenigstens war kein Crack im Spiel. »Warum hast du in ihren Sachen herumgewühlt?«

Erika sah mich leicht verärgert an. »Was meinst du mit ›in

ihren Sachen herumgewühlt‹? Man wird sich als Mutter ja wohl noch Sorgen machen dürfen, wenn die eigene Tochter mit Drogen zu tun hat.«

Ich billigte zwar nicht Erikas inquisitorischen Ton, aber im Grunde hatte sie recht. Natürlich war ich konsterniert. Es kam wieder einmal alles so plötzlich. Und als ob Casey nicht schon genug Probleme hatte: ihre sich verschlechternden Noten, die Sache mit dem Brechreiz und der Verdacht wegen des Ritzens, und nun auch noch das. Auf Erikas Veranlassung hatten wir ein Eltern-Netzwerk gegründet, um uns leichter mit den Eltern ihrer Freunde und Freundinnen kurzzuschließen und ihre Außer-Haus-Übernachtungen, Partys und dergleichen besser im Auge zu behalten. Wir dachten, wir hätten die Sache im Griff.

Ich habe auch Alkohol getrunken und Pot geraucht, als ich in ihrem Alter war, aber ich konnte es vor meinen Eltern verbergen und sie haben mich nie erwischt – oder es mich nie merken lassen. Da ich nun selbst Vater war, bekam das Ganze einen ziemlich ironischen Beigeschmack. Ich gebe zu, dass ich immer noch eine kleine Schwäche für ein Glas Chardonnay und einen gelegentlichen Zug an einem Joint habe und habe mich stets davor gehütet, meine Tochter irgendetwas davon merken zu lassen. Und nun musste ich feststellen, dass sie selbst kiffte.

Warum musste Erika auch ständig herumschnüffeln? Konnte sie nicht einfach großzügig in die andere Richtung schauen, so wie meine Eltern, als ich ein Teenager war?

Ich überlegte, wie ich ihr gegenüber angemessen darauf eingehen konnte. »Hast du eine Ahnung, wie oft sie schon high war?«

»Keine Ahnung.«

Sharon schaltete sich ein. »An der Redwood High haben viele Schüler ein mehr oder weniger großes Alkohol- oder Drogenproblem. Aber wenn Casey damit behaftet ist, würde ich das nicht auf die leichte Schulter nehmen. Ihr wisst zu wenig über ihre Herkunft und inwiefern sie möglicherweise erblich belastet ist. Bei manchen Kindern ist das mal eine Phase, die sie wieder hinter sich lassen, andere werden abhängig.«

Wir beobachteten, wie eine Möwe auf den Strand zuglitt und sich auf einem kleinen Felsbrocken, der aus dem Wasser ragte, niederließ. Igor war vom Jagdfieber gepackt. Er sprang auf die Möwe zu, doch sie flatterte davon.

Unterdessen dachte ich mir, dass vielleicht alles gar nicht so schlimm war, wie es sich zunächst anhörte. Vielleicht trank Casey bei der einen oder anderen Gelegenheit, etwa auf Partys, mehr, als ihr guttat, zog vielleicht auch einen Joint rein, kaufte aber selbst nichts davon.

Ich habe sie nie im Entferntesten betrunken oder bekifft gesehen und konnte mir beim besten Willen nicht vorstellen, dass sie sich morgens schon vor der Schule zudröhnte, wie ich es seinerzeit bei manchen meiner Mitschüler erlebt hatte. Und was war mit ihren Noten? Sie waren zwar nicht gerade erstklassig, aber es bestand auch nicht die Gefahr, dass sie durchrasselte. Gleichwohl hatten wir nun ein neues ernstes Problem mit unserer Tochter und wir konnten nicht einfach dasitzen und die Hände in den Schoß legen.

Wir hatten ihr immer wieder Chancen gegeben, die Dinge selbst in den Griff zu bekommen, und zu oft beide Augen zugedrückt. Ich atmete tief durch. »Ich denke, wir haben keine andere Wahl mehr. Wir haben die Dinge lange genug schleifen lassen, immer in der Hoffnung, dass sie selbst Vernunft zeigt, aber jetzt müssen wir unsere Androhung wahrmachen. Sie muss wieder in eine Psychotherapie.«

Da Erika schon ahnte, dass ich andererseits vor einer Konfrontation zurückschreckte, erklärte sie Sharon die Lage: »Wir haben es schon zweimal mit einer Therapeutin versucht, aber Casey weigert sich strikt. Hast du schon einmal von einem Kind gehört, das gegen eine Therapie so viel Widerstand aufbaut?«

»Nein, das kann ich wirklich nicht sagen.«

Ich erinnerte mich an die Diskussionen, die ich mit Erika nach dem Abbruch der Therapie bei Tori geführt hatte. »Warum sollte sie sich den Therapeuten oder die Therapeutin nicht selbst aussuchen – innerhalb eines vernünftigen Rahmens natürlich?«

Sharon merkte auf. »Das ist wirklich eine gute Idee.«

Der Gedanke an ein weiteres Therapeuten-Desaster lähmte mich irgendwie. Dr. Darnell hatte sich als Totalreinfall erwiesen; mit Tori war es etwas besser gelaufen, aber auch ihr war es nicht gelungen, eine Beziehung zu Casey aufzubauen. Das Workcamp in Alaska hatte ihre Abneigung gegen alles Religiöse nur verstärkt. Sie gab sich mehr denn je als überzeugte Atheistin. Ich überlegte, wie es wäre, sie zu ihren Großeltern zu bringen. Meine Mutter würde sie sicher liebend gern verwöhnen, aber möglicherweise wäre sie unter dem strengen Regiment meiner polnischen Schwiegermutter besser aufgehoben. Allmählich wusste ich nicht mehr, was wir mit ihr machen sollten.

Wir erhoben uns allmählich wieder und traten vor die Inschrift auf einer Bronzetafel in der Mitte des Pavillons.

Kind der Sonne, Kind der Sterne,
Kind des Mondes,
Lass Liebe nur die Schritte lenken,
Bei allen, die deiner hier gedenken.

Ich schüttelte den Kopf. »Ich kann mir gar nicht vorstellen, wie es einem ergeht, wenn man ein Kind verliert.«

»Ich möchte nicht einmal darüber nachdenken«, sagte Erika. Wir beriefen Igor und Joy von ihrer Vogelwache ab und machten uns auf den Rückweg.

Das überaus heikle Gespräch mit Casey wegen einer neuen Therapie ließ sich nur führen, wenn sie sich in ihrem Zimmer befand. Ansonsten musste man damit rechnen, dass sie einfach wortlos wegrannte. Wir mussten praktisch in der Tür stehen, um den Weg zu blockieren. Die Gelegenheit bot sich sehr rasch – schon am Abend nach dem Spaziergang. Die Tür zu ihrem Zimmer stand offen, also steckten Erika und ich vorsichtig die Köpfe hinein.

Das Zimmer sah aus, als sei Hurrikan Katrina mitten hindurchgefegt. Kleider, Bücher, Schuhe, Kissen, CDs, Coladosen lagen im ganzen Zimmer verstreut. Ihr Korbsessel in der Ecke war unter einem Riesenhaufen Schmutzwäsche kaum mehr zu erkennen. Nur ihr neues Ikea-Bett war gemacht; die weiße Daunendecke sorgfältig unter die Matratze geklemmt, ihre Plüschtiergalerie ordentlich aufgereiht. Der Kopf der Quietschpuppe, die wir ihr noch in Polen geschenkt hatten, ragte zwischen einigen Kissen hervor. Und selbstverständlich war da das allgegenwärtige Schmusekissen, das über die Jahre sehr fadenscheinig geworden war. Casey und ich hatten das Zimmer zuletzt in dunklem Königsblau gestrichen. Dadurch wirkte der Raum dunkel, aber auch beruhigend; die Farbe passte zu dem türkisblauen Teppichboden, den nur ein gelber Fleck in der Mitte verunzierte, den wir Igor verdankten. Trotz des Chaos auf dem Boden mochte Casey keine überladenen Wände, daher gab es nur ein großes, schwarz gerahmtes Poster mit Worten aus *Romeo und Julia* in einer Ecke, und über ihrem Bett hing das Filmplakat von *Trainspotting*; außerdem ein schmales weißes Emailleschild, das aus einer Fußgängerunterführung aus Paris stammte, mit der Aufschrift: »Entrée interdite aux Vélos et Motos«.

Casey saß, wie üblich, über den Computer gebeugt auf ihrem abgewetzten Bürostuhl. Kürzlich hatte sie sich ziemlich stark umgestylt: Statt Schmutzigblond war die Haarfarbe nun Kastanienbraun. Sie trug keinen Mittelscheitel mehr und steckte die Haare nicht hinter den Ohren auf, sondern sie fielen gleichmäßig auf die Schultern, nur vorn hatte sie einen Pony im Kleopatra-Stil geschnitten. Das sah umwerfend aus. Die zerrissenen Jeans waren durch eng anliegende Röhrenhosen ersetzt, aber sie trug wie früher ihre weiße Kapuzenjacke, denn ihr war immer kalt.

Ich holte tief Luft und spürte, wie nervös ich war. Dabei sollte doch sie diejenige sein, die nervös war. »Hallihallo«, begann ich vorsichtig. »Was machst du denn Schönes?«

Sie trank einen Schluck Red Bull. »Ich chatte gerade mit Julian. Wir wollen uns später noch treffen.«

Dann waren wir wohl gerade dabei, ihr den Abend zu verderben. Für mich stand bereits fest, dass sie heute Abend nirgendwohin mehr gehen würde. Ich spürte einen Stich im Magen, als wir in das Zimmer traten. Erika zog die Schublade auf und brachte die Wodkaflasche zum Vorschein. »Casey, wie kommt das da rein?«

Casey blickte über die Flasche beinahe nonchalant hinweg. »Keine Ahnung.« Sie zuckte die Achseln. »Hat vielleicht jemand hiergelassen.« Sie war völlig cool! Ich musste daran denken, wie panisch ich geworden wäre, wenn meine Eltern mich auf diese Weise ertappt hätten.

Erika ließ sich nicht beirren. »So was soll ich dir glauben, Casey? Ich bin davon überzeugt, dass du sie da versteckt hast.«

»Na gut, das stimmt, Mutter!«, schrie sie. »Und ich kann es überhaupt nicht leiden, wie du meine Integrität infrage stellst.«

Ich ging dazwischen. »Casey, beruhig dich.«

Sie warf mir einen geringschätzigen Blick zu. »Nee, beruhig du dich besser mal.«

Tränen traten ihr in die Augen und ihre Schultern zuckten, als sie anfing zu wimmern. Die üblichen Krokodilstränen. Allmählich verlor ich die Geduld und fuhr sie mit fester Stimme an: »Casey, hör sofort auf zu flennen und dich jedes Mal wie ein zweijähriges Kind zu benehmen, wenn wir ein ernstes Wort mit dir zu reden haben.«

Ihr Wimmern verwandelte sich in Schluchzen.

Erika schaltete sich wieder ein. »Da ist noch was, Casey. Ich habe in deiner Handtasche Zigaretten und eine Haschpfeife gefunden.« Sie zog die genannten Beweisstücke hervor und zeigte sie Casey, die sie mit großen Augen anschaute; aber in ihren Augen stand keine Angst, sondern Zorn.

»Was fällt dir ein? Du durchsuchst meine Handtasche? Wie kannst du es wagen?«

Ich bekam weiche Knie, aber Erika zuckte nicht mit der Wimper. »Das mit dem Ausgehen heute Abend kannst du vergessen, junge Dame. Du hast Hausarrest – und du fängst so bald wie möglich wieder mit einer Therapie an!«

»WAS?« Wir traten den Rückzug an. Casey knallte die Tür mit dem Fuß zu, schloss sich ein und hämmerte von innen mit Fäusten und Füßen an die Tür.

»Ihr wollt mich fertigmachen!«

Wir stellten ihr etwas zum Essen vor die Tür. Immerhin verließ sie in dieser Nacht das Zimmer nicht mehr.

Unser Vorschlag, die nächste Therapeutin selbst auszusuchen, milderte den Schlag für Casey etwas ab. Es war für uns keine Überraschung, dass sie sich eine Therapeutin in dem

Nachbarort Larkspur aussuchte, von der ihr eine ihrer Freundinnen vorgeschwärmt hatte, die dort auch in Therapie war. In dem überaus reizenden und sehr noblen Städtchen drängten sich zwischen Lark Theater, der Left Bank Brasserie und der Silver Peso Bar so viele Therapie-Praxen wie in einem Straßengeviert an der vornehmen Upper East Side in Manhattan.

Falls man bereit war, das entsprechende Geld dafür auszugeben, konnte man sich einer Reiki-Therapie unterziehen, zur Akupunktur gehen, Astrologen ebenso wie Hypnotiseure oder Hellseher konsultieren, Ehe- und Familienberater ebenso wie einen Life-Coach finden und selbstverständlich gab es eine vorzügliche Auswahl an Psychotherapeuten. In Marin County, zu dem sowohl unser Tiburon als auch Larkspur gehörten, fand sich auch für das bizarrste Problem eine Lösung – beziehungsweise ein Therapeut. Hier gab es Experten, die Welpen stubenrein machten, und solche, die ein fünfzehnjähriges Kind von einer Schmerzmittelabhängigkeit befreiten.

Die neue Therapeutin hieß Dianne. Caseys erster Termin fand am Columbus Day 2006 statt, also Mitte Oktober. Ich hatte an dem Tag frei und fuhr sie hin. Auf der Fahrt sprachen wir, wie üblich, kaum miteinander, bis ich auf dem Parkplatz hinter Diannes Praxis haltmachte. Ich wollte Casey mit einem teilnahmsvollen Lächeln verabschieden, aber sie ignorierte das, griff nach ihrer Handtasche, schlug die Wagentür zu und stieg die Außentreppe nach oben zu der Praxis.

Erika und ich hatten Dianne bereits kennengelernt. Sie war auf die Behandlung von Teenagern spezialisiert. Dianne erinnerte mich an Mama Cass, eine etwas füllige amerikanische Sängerin der Sechziger- und Siebzigerjahre. Sie hatte ihre wallenden blonden Haare in der Mitte gescheitelt, trug einen goldenen Satin-Kimono und jede Menge Geschmeide. Ihr Erscheinungsbild war ganz der Mutter-Erde-Typ und sie begrüßte und verabschiedete uns mit großen Umarmungen. Ihre Praxis machte einen sehr angenehmen, fast gemütlichen Eindruck; es gab drei riesige Ledersessel, die sich für ein Nickerchen prima eigneten. Nachdem wir uns eine Stunde lang mit ihr unterhalten hatten, gingen Erika und ich mit einem guten Gefühl. Ich hoffte inständig, dass wir diesmal eine Art vertraute Freundin für Casey gefunden hatten, jemanden, dem sie sich öffnete. Vielleicht gelang es Dianne, eine Brücke zu ihr zu bauen.

Eine Stunde später war ich wieder im Wagen auf dem Parkplatz und wartete auf Casey. Kurz danach kam sie leichtfüßig die Treppe hinab und hüpfte ins Auto. Ganz ähnlich wie seinerzeit nach dem ersten Termin bei Tori wirkte sie ausgeglichen und heiter.

Ich versuchte, ihren Blick aufzufangen. »Und? Darf man fragen, wie es gelaufen ist?«

»Ganz o. k.« Sie kramte in ihrer Handtasche herum. »Mann, Dad. Ich kann meinen Geschenkgutschein für Starbucks nicht finden, und dabei hätte ich jetzt liebend gern einen Americano.«

»Du möchtest also, dass ich dich dorthin fahre?« Wie immer fand ich ihr leichtes Lispeln entzückend, wenn sie guter Laune war.

»Au ja! Und könntest du mir dann das Geld dafür borgen?«

»Mach dir darüber keine Gedanken. Ich lade dich sehr gern ein.« Und so fuhren wir wie zwei Menschen, die einfach gern ein bisschen Zeit miteinander verbringen, zu Starbucks.

Während der folgenden Monate ging Casey regelmäßig zu der wöchentlichen Sitzung mit Dianne und sie sträubte sich auch nicht, wenn Erika oder ich sie hinfuhren. Andererseits war es für uns schwierig einzuschätzen, wie es mit der Therapie voranging.

Wenn wir sie abholten, war sie manchmal ganz munter und gesprächig, dann wieder mürrisch und unkommunikativ. Hakten wir nach, kam wenig mehr als ein Brummen, ein Achselzucken oder eine einsilbige Antwort wie »Okay«. Und wegen der ärztlichen Schweigepflicht erfuhren wir von Dianne auch nicht besonders viel.

Wir hüteten uns, Casey in dieser Hinsicht unter Druck zu setzen. Wir wollten es nicht riskieren, dass sie auch noch eine dritte Therapeutin verschliss. Solange sie ohne große Faxen hinging, waren wir glücklich und zufrieden.

Es kamen auch keine blauen Briefe mehr von Redwood High. Demnach hatte sich entweder Caseys Disziplin verbessert oder sie hatte einen Trick gefunden, die Briefe abzufangen. Sie erlaubte uns sogar, eine Nachhilfe für ihren Mathe-Kurs zu engagieren, und es schien tatsächlich etwas zu nützen. So gelang es mit vereinten Kräften, ihre Note von Fünf auf Vier zu heben, und es bestand sogar Aussicht auf eine Drei. Offensichtlich hatte sie nun verstanden, dass ihr allmählich die Zeit davonlief, wenn sie ihre College-Bewerbung noch aufpolieren wollte. Andernfalls musste sie mit dem staatlichen Community College vorliebnehmen.

Lediglich Caseys Ernährung und Essgewohnheiten gaben noch Anlass zu leichter Sorge. Meistens setzte sie sich nicht mit Erika und mir zusammen an einen Tisch, sondern behauptete steif und fest, noch Hausaufgaben machen zu müssen. Wir bekamen in der Tat mit, wie sehr sie sich dahinterklemmte, und wollten diese neue Disziplin auf keinen Fall beeinträchtigen. Nach kurzem Zögern bestanden wir also nicht mehr auf dem gemeinsamen Essen.

Auf ihrem etwas unorthodoxen Speiseplan standen vor allem die erwähnten kohlehydrathaltigen Lebensmittel und Diät-Cola.

Sie ließ allerdings auch keine Gelegenheit aus, uns zu demonstrieren, dass sie auch Salat und Obst aß.

Zwar hegten wir den Verdacht, dass sie gelegentlich auch Alkohol zu sich nahm und vielleicht manchmal einen Joint rauchte, aber dafür hatten wir keine Beweise. Als Erika wieder einmal ihre Handtasche durchsuchte, förderte sie als einziges Beweismittel lediglich eine leere Packung Camel Light zutage.

Auch wenn wir ihre Raucherei, neben den Zigaretten eben vermutlich auch mal Hasch, besonders missbilligten, hatten wir beschlossen, ihr deswegen keine Vorhaltungen zu machen. Wir mussten das eben tolerieren. Casey hatte einen ganz netten Freundeskreis aus Künstlern und Musikern. Man konnte nur hoffen, dass sie nicht zu härteren Drogen griffen. Wenn ich daran dachte, wie viel Gras meine Freunde und ich in dem Alter geraucht hatten – und ich rauchte immer noch gelegentlich etwas –, dann wäre ich mir sehr heuchlerisch vorgekommen, wenn ich ihr deswegen Vorwürfe gemacht hätte.

Es folgte nun eine Zeit, in der es relativ ruhig zuging. Ich betrat nicht mehr jeden Abend nach der Arbeit das Haus mit einem flauen Vorgefühl, welche Mine im Lauf des Tages wieder hochgegangen war oder am Abend noch explodieren würde. Vielleicht war das ein Ergebnis der Therapiesitzungen bei Dianne.

Die Zeichen standen also auf Hoffnung und wir überschütteten Casey mit aufmunternden Worten und Lob. Sie nutzte ihr erstarktes Selbstvertrauen auch gleich, um mich um eine Erhöhung ihres Taschengeldes anzugehen, das momentan bei 25 Dollar pro Woche lag. Zu diesem Zweck zog sie wieder einmal alle Register ihrer Verhandlungskunst:

»Wenn ich schon regelmäßig zur Therapie gehe und sich auch meine Noten verbessern, dann sollte ich zur Belohnung auch etwas mehr Geld bekommen.«

»Von allen Leuten, die ich kenne, kriege ich das mickrigste Taschengeld. Alle anderen bekommen mindestens 50 Dollar.«

»Wenn du mein Taschengeld erhöhst, bin ich auch bereit, Sachen im Haushalt zu machen.«

Dummerweise bezogen sich alle Argumente, mit denen sie die Taschengelderhöhung begründen wollte, auf Pflichten und Erwartungen, die ohnehin selbstverständlich waren. Das gab ich ihr auch durchaus zu verstehen. Wir waren keineswegs kleinlich, wenn es um irgendwelche Sonderausgaben oder Sonderanschaffungen ging; aber dann sollte sie uns konkret darum bitten, sodass wir auch einen gewissen Einfluss geltend machen und eine Art Kontrolle darüber ausüben konnten.

Ich war auch deswegen wenig geneigt, mich breitschlagen zu lassen, weil ich den Verdacht hatte, dass dieses Geld letztlich nur für mehr Zigaretten, Alkohol oder Gras ausgegeben wurde. Dem wollte ich zumindest keinen weiteren Vorschub leisten, wenn man es schon nicht ganz verhindern konnte. Weil ich in puncto Geld am längeren Hebel saß, war dies die einzige Auseinandersetzung mit ihr, bei der ich die Oberhand behielt.

VIERZEHN

Für die Weihnachtsferien in diesem dritten Jahr an der Highschool hatte Casey einen Job als Aushilfe in einem Williams-Sonoma-Laden in ihrer Lieblingsshoppingmall ergattert, dem »Village«, das in einer sehr guten Gegend lag. Die Williams-Sonoma-Kette ist ein Küchenausstatter für den gehobenen Bedarf. Hier bekommt man alles von Geschirr, Besteck über Tischwäsche bis zu elektrischen Küchenmaschinen zu happigen Preisen. Casey wurde überall eingesetzt, zur Begrüßung der Kunden am Eingang, als Kassiererin und beim Einpacken in Geschenkpapier. Wie alle Angestellten trug sie eine dunkelgrüne Williams-Sonoma-Schürze mit weißem Namensschild, auf dem CASEY stand, und sie war auf Anhieb sowohl bei den Mitarbeitern wie bei den Kunden sehr beliebt. Sie setzte ihren Charme und ihr hübsches Grübchenlächeln durchaus gezielt und erfolgreich ein. Der Lohn betrug elf Dollar pro Stunde, so verdiente sie sich rasch einen ordentlichen Batzen Geld.

Obwohl sie schon im Mai sechzehn geworden war, besaß sie noch keinen Führerschein. Bisher hatte sie sich nicht erkennbar dafür interessiert und wir hatten keine Veranlassung, dieses Thema voranzutreiben. Daher musste einer von uns beiden sie morgens zur Arbeit bringen und abends wieder abholen. Aber es war nur eine vergleichsweise kurze Strecke und die Fahrt bot immer Gelegenheit, sich ihre Geschichten über langweilige Mitarbeiterversammlungen, zickige Abteilungsleiterinnen und Mitarbeiterwettbewerbe anzuhören, bei denen erfolgreiche Verkäufer ein Edelstahl-Kasserol im Wert von 200 Dollar gewinnen konnten.

Casey freundete sich mit einer anderen Aushilfe namens Clive an, einem Studenten von der Tamalpais Highschool, und berichtete, wie witzig der sei und wie sie sich jedes Mal schlapplachten, wenn sie gemeinsam im Lager arbeiteten. Als ich eines Tages am Ende ihrer Schicht im Wagen auf sie wartete, kam sie mit einem breiten Lachen im Gesicht regelrecht angehüpft. Sie sprang in den Wagen, völlig aufgedreht und atemlos.

»Meine Güte, Dad! Du wirst es nicht glauben, was heute passiert ist!« Die Worte sprudelten nur so aus ihr heraus. »Stell dir mal vor, ich habe heute im Laden Phil Lesh bedient!« Phil Lesh ist eine Rocklegende, der Bassist von Grateful Dead, einer ihrer Lieblingsbands. Man konnte fast meinen, sie würde gleich ohnmächtig, nachdem sie unverhofft mit so einem Musikidol praktisch auf Tuchfühlung zusammengekommen war. »Er war so cool! Ich meine … so normal! Er hat einen Mixer gekauft!«

»Wow, Honey, das ist ja echt der Hammer!« Ich fand Grateful Dead auch gut.

Sie bemerkte, wie ich sie bewundernd beobachtete. »Dad, schau mich nicht so an, sondern fahr lieber los.« Sie mochte es nicht, wenn man sie ansah, nicht einmal, wenn man sich mit ihr und über sie freute. Als ich in die Straße einbog, wühlte sie in ihrer Handtasche nach ihrem Handy und klappte es auf.

»Ich muss Julian sofort eine Message texten!«

In Momenten wie diesen ging mir das Herz über.

Als die Weihnachtsferien vorüber waren, ein paar Tage nach Neujahr 2007, ging Casey natürlich wieder in die Schule. Dank des vorweihnachtlichen Ferienjobs hatte sie rund 800 Dollar auf dem Konto; das war ein dickes Plus, der Gegenwert von acht

Monaten Taschengeld. Der Job hatte außerdem ihrem Selbstbewusstsein einen Schub verpasst, der dringend nötig war. Wenn wir sie lobten, bedeutete ihr das nichts und sie winkte einfach ab, aber wenn sie Komplimente und Anerkennung von ihren Chefs oder von Kunden bekam, war das etwas ganz anderes, vor allem natürlich, wenn die Kunden irgendwelche bekannten Persönlichkeiten waren.

Ich hatte das Gefühl, dass die schwierige Zeit der Auseinandersetzungen, der ständigen Sorgen und der Sackgassen, in die wir mit ihr immer mal wieder gerieten, vorbei war. Casey befand sich jetzt in den Händen einer guten Therapeutin, sie konzentrierte sich viel besser auf die Schule und fasste die College-Bewerbung fest ins Auge. Sie schien viel mehr mit sich im Reinen zu sein. Wir hofften inständig, dass sie so lange durchhielt, bis sie aufs College ging. Aber das gelang ihr nicht.

Am Freitagabend vor dem langen Feiertagswochenende Mitte Januar gellte Erikas Geschrei durchs ganze Haus, als ich gerade von der Arbeit zurückkam. »Casey Brooks, du bist einfach unmöglich!«

Am liebsten wäre ich auf dem Absatz umgekehrt und wieder gegangen.

»John, bist du das?« Ich war bereits in der Küche und Erika kam dazu. Angesichts der unvermeidlichen Auseinandersetzung griff ich vorsorglich nach einer Flasche Chardonnay im Kühlschrank, um mich etwas zu stärken. Erika schäumte vor Wut. Sie hatte sich anscheinend schon so verausgabt, dass sie kurzatmig war und ihre Augen gerötet.

»Du musst dir umgehend deine Tochter vorknöpfen!« Dabei deutete sie mit dem Finger in die Richtung von Caseys Zimmer. »Weißt du, was sie gesagt hat?«

»Woher soll ich das wissen? Ich bin doch gerade erst zur Tür hereingekommen.« Ich goss mir den Wein in ein Glas und trank einen großen Schluck. Vermutlich wäre Wodka angebrachter gewesen.

Erika funkelte mich an. »Du solltest das lieber nicht auf die leichte Schulter nehmen. Sie will nicht mehr zur Therapie gehen.«

»Mist.« Ich ließ den Kopf hängen. »Hat sie gesagt, warum?«

»Warum fragst du sie das nicht selbst?« Erika nahm mir das halb volle Glas Wein aus der Hand und trank es aus. Ich schenkte mir ein frisches Glas ein, trank und spürte eine angenehme Wirkung.

Ich versuchte mich zusammenzunehmen. »Könntest du hierbleiben, während ich mit ihr spreche?«

»Klar. Ich habe mir bereits den Mund fusslig geredet.«

Die Tür zu Caseys Zimmer war immerhin nicht verschlossen. Beim Anblick der Tür schauderte mich jedes Mal. Das Schloss war von unseren wiederholten Versuchen, es mit einem Schraubenzieher aufzubrechen, völlig verkratzt und demoliert. Die Risse und Dellen in den Paneelen waren das Resultat ihrer Anfälle; wenn sie ausrastete, hämmerte sie voller Wut mit Fäusten und Füßen dagegen. Das war einmal eine nagelneue Tür, als wir das Haus bezogen. Hatte sie keinen Funken Respekt vor all diesen Dingen, für die man das Geld erst einmal verdienen musste? Ich stieß die Tür vollends auf und trat ins Zimmer.

Drin war es still, es brannte kein Licht, die Rollläden waren geschlossen. Wegen der dunkelblauen Wandfarbe wirkte der Raum wie eine Höhle. Nur von dem schmalen Oberlicht her drang ein wenig Helligkeit herein. Casey hatte sich in ihre Bettdecke eingemummt, mit dem Rücken demonstrativ zur Tür. Nur eine Strähne ihres braunen Haars schaute zwischen der Daunendecke und dem Haufen Kissen hervor. Ihr Schmusekissen sah aus wie ein zusammengedrückter Ball; er lag so nahe neben ihrem Kopf, als wäre er ein Teil ihres Körpers. Nach dem Geschrei vorhin konnte sie unmöglich schon schlafen – sie tat nur so, in der Hoffnung, dass ich sie in Ruhe ließ. Mit Sicherheit fürchtete sie sich nicht vor mir; sie hoffte einfach, dass ihr weitere Diskussionen erspart blieben. Ich ließ mich auf dem zerschlissenen Bürostuhl vor ihrem Schreibsekretär nieder.

»Casey?«

Sie zog die Bettdecke vollends über ihren Kopf. Obwohl ich sehr zornig war, fand ich diese kindliche Reaktionsweise wiederum sehr niedlich.

»Casey, ich muss mit dir reden.«

Unter den Kissen und der Decke klang ihre Stimme nur dumpf hervor: »Ich weiß. Du hasst mich.«

»Ich hasse dich doch nicht, Honey, aber lass mich dir bitte ins Gesicht schauen.«

»Nein.«

»Casey, Mom hat mir gerade gesagt, dass du dich weigerst, weiter zu den Therapiesitzungen zu gehen. Warum, um Himmels willen?«

Sie wälzte sich auf den Rücken, nahm die Bettdecke vom Gesicht und starrte hinauf zur Decke – extra nicht zu mir. »Dad, das ist reine Geldverschwendung. Verschwendung von deinem Geld.«

»Die Entscheidung darüber überlass mal besser mir.«

»Außerdem ist sie dumm.«

»Meinst du Dianne?«

»Dad, meine Freunde wissen zehnmal mehr als sie, und ich kann mich mit denen besser unterhalten.«

Ich lehnte mich zurück und dachte nach.

»Du kannst mich nicht zwingen, wieder hinzugehen, damit du's nur weißt.«

»Entschuldige mal, Casey. Ich bin immer noch dein Vater. Ich denke, das ist meine Entscheidung, nicht deine.«

Verdammt noch mal! Wie konnte ich gegenüber diesem Kind irgendetwas durchsetzen? Natürlich wusste sie genau, dass ich sie letztlich nicht zu irgendetwas zwingen würde, und demzufolge tat sie jede Androhung von Strafen schulterzuckend ab. Hatte sie überhaupt irgendeine Art Respekt vor mir oder war ich für sie nur ein Hanswurst, ein nützlicher Idiot, mit dem sie machen konnte, was sie wollte, und der nur dafür gut war, ihre äußeren Bedürfnisse zu befriedigen? Hatte ich überhaupt noch eine andere Funktion für sie als die des Versorgers? Was bedeutete ich ihr? Liebte sie mich oder benutzte sie mich nur?

Sie musste mich einfach lieb haben, zumindest in dem Maß, in dem sie überhaupt fähig war zu lieben – dachte ich.

Trotzdem wurde ich das Gefühl nicht los, als Vater und Erzieher völlig unzulänglich zu sein.

»Casey, ich kann dir gar nicht sagen, wie enttäuscht ich bin. Zutiefst enttäuscht. Hast du überhaupt einen Begriff davon, wie schwer deine Eltern arbeiten müssen, um dir diese Therapie zu ermöglichen? Wir werden uns mit Dianne darüber unterhalten.«

Sie zog die Decke wieder über den Kopf. Ich war zu müde, um mich weiter mit ihr herumzustreiten.

Einige Tage darauf hatten wir uns zu einem Gespräch mit Dianne in ihrer Praxis verabredet und ließen uns in die riesigen Ledersessel fallen. Erika und ich hielten uns an den Händen; Dianne betrachtete uns voller Mitgefühl angesichts dieser enttäuschenden Entwicklung. Sie erzählte bereitwillig, dass sie es in ihrer vierzigjährigen Praxis nur zweimal erlebt hat, dass Teenager die Therapie abgebrochen haben, und Casey war eine von den beiden. Wie erklärte sie sich das?

Ich fragte sie: »Dianne, Sie sind jetzt die dritte Therapeutin, der sich Casey verweigert. Niemandem gegenüber hat sie sich wirklich geöffnet. Sie sind Psychologin. Was machen wir nur falsch?«

Dianne überlegte einen Moment. »Ich kann Ihnen keine Details berichten, weil das der Schweigepflicht unterliegt. Aber ich kann Ihnen versichern, dass die Ursache nicht bei Ihnen liegt.«

»Aha. Und woran liegt es dann?«

»Nun ja. Ich denke mir, es hat sehr viel mit ihrer frühesten Kindheit zu tun, der Erfahrung des Ausgesetztseins, der Verwaisung von Anfang an. Haben Sie schon einmal den Begriff ›Bindungsstörung‹ gehört?«

»Nein.« Warum hatten so viele Menschen, gerade auch junge Menschen, all diese »Störungen« und »Syndrome«? ADS – Aufmerksamkeitsdefizitsyndrom, ADHS – Hyperaktivitätsstörung; OCD – Zwangsstörung, und jetzt also wieder was Neues: Bindungsstörung.

Dianne fuhr fort: »Kinder mit Bindungsstörung wurden oft im frühen Kindesalter misshandelt oder krass vernachlässigt oder allein gelassen, etwa bei Depressionen oder Suchterkrankungen im Elternhaus. Man findet Bindungsstörungen häufig auch bei Waisenkindern, die nie wenigstens einen fürsorglichen Elternteil erlebt haben. Manche haben dann später Schwierigkeiten mit zwischenmenschlicher Nähe.«

»Aber wie ist so etwas möglich, Dianne?«, erwiderte ich. »Ihr Aufenthalt im Waisenhaus ist doch schon so lange her. Wie kann das heute noch solche Auswirkungen haben? Seit sie bei uns ist, ist sie in jeder Hinsicht ganz normal aufgewachsen und die meiste Zeit über ist sie einfach großartig.«

»In den ersten zwölf Monaten werden viele entscheidende Weichen für das Leben eines Menschen gestellt«, erklärte Dianne. »Die Erlebnisse aus Caseys frühester Kindheit sind tief in ihrem Unterbewusstsein verschüttet.«

Wir saßen eine Weile stumm da. Was sollte man dazu sagen? Dann sprach Dianne noch ein weiteres Thema an. »Es gibt noch ein Problem mit Casey, das mir wirklich Sorge bereitet.«

Erika und ich lehnten uns gleichzeitig nach vorn. Jetzt waren wir wirklich gespannt.

»Es geht um ihren Drogenkonsum.«

Dianne zeichnete nun ein düsteres Bild von der Teenager-Drogenszene in Marin County, eine regelrechte Seuche, die hier insofern besonders virulent war, weil starke Formen von Marihuana, halluzinogenen Drogen, Kokain und selbst verschreibungspflichtigen Medikamenten verfügbar waren, die zu Abhängigkeit führten. Gerade im Verlauf der vergangenen Jahre hatte sie die verheerenden Folgen bei Dutzenden von Teenagern in ihrer Praxis aus eigener Anschauung beobachten können: abrupte Stimmungsumschwünge, Steuerungsverlust, Konzentrationsschwierigkeiten, Vereinsamung, eingeschränktes Urteilsvermögen.

Erika warf mir einen düsteren Blick zu. »Wusste ich's doch.«

Dianne fuhr fort: »Alle Symptome sehe ich auch bei Casey: ihre Wutausbrüche, die Schwierigkeiten in der Schule, das asoziale Verhalten. Das liegt auch an den Leuten, mit denen sie herumhängt. Das ist ein ganz schlechter Einfluss.«

Ich kaute auf meiner Lippe, als ich mir das anhören musste, und sträubte mich innerlich gegen die Behauptung, meine Tochter habe ein Drogenproblem und ihre Freunde leisteten ihrem destruktiven Verhalten Vorschub. Ich schielte zu Erika hinüber, die angespannt auf der Vorderkante ihres Sessels kauerte.

»Meinen Sie, wir sollten sie in eine Entzugsklinik stecken?«, fragte sie.

»Im Moment habe ich noch nicht genügend handfeste Informationen, um den einen oder den anderen Rat zu erteilen, doch ich würde nichts ausschließen.«

Ich knetete nervös meine Finger, als wir einen Moment schweigend dasaßen und überlegten. Wir hatten als Eltern und Erzieher versagt und die Therapie war letzten Endes ebenfalls ein Fehlschlag. Und jetzt stellte sich heraus, dass die Wurzel aller Probleme von Casey ein Mangel an emotionaler Bindung oder Drogenkonsum war oder beides.

Musste man sie bereits als hoffnungslosen Fall betrachten oder gab es eine Art Wunderpille, mit der man sie heilen konnte? Die Einnahme von Medikamenten hatte ich stets als letztes Mittel betrachtet.

»Dianne, was halten Sie von einer Behandlung mit Medikamenten?«

»Diese Diagnose kann ich nicht stellen«, erwiderte sie. »Es könnte jedoch ganz nützlich und angebracht sein, dass ein Psychiater sie sich mal anschaut. Konsultieren Sie doch meinen Praxispartner Dr. Palmer. Er ist ein exzellenter Kinderpsychiater und hat auch die Möglichkeit und die Erlaubnis, im Bedarfsfall etwas zu verschreiben. Sie finden ihn direkt auf der anderen Seite des Flurs.«

Vielleicht spürte die Therapeutin meine Hilflosigkeit; jedenfalls fuhr Dianne fort: »Ich bin mir im Klaren darüber, dass Sie das alles erst mal verdauen müssen. Ich habe bis jetzt vergleichsweise wenig Zeit mit Casey verbracht, deswegen bin ich mir auch in vieler Hinsicht keineswegs sicher. Da gibt es einfach noch eine Menge im Zusammenhang mit ihrem frühkindlichen Trauma, worüber wir so gut wie nichts wissen. Und ohne Befund über ihren körperlichen Zustand und die Familienanamnese kann Caseys Drogenkonsum ernsthafte Konsequenzen nach sich ziehen.«

Ich ließ mich in den Sessel zurückfallen und betrachtete das japanische Landschaftsaquarell an der Wand. Diese ewigen Streitereien, ja Kämpfe zu Hause, das ständige Bangen wegen der Schule, ihr Erbrechen, der Verdacht mit dem Ritzen, Drogen und wiederholte Besprechungen mit Therapeuten, die zu nichts führten, zehrten einen wirklich aus. Wir konnten nicht noch einmal die Therapeutin wechseln.

Ich sah Dianne Hilfe suchend an. »Wie sollen wir nun fortfahren?«

»Ich würde die Behandlung von Casey gerne fortsetzen«, sagte sie. »Aber auch sie muss es von sich aus wollen. Und im Augenblick will sie es nicht.«

Ich beugte mich vor und barg mein Gesicht in den Händen. Erika rieb mir beruhigend über den Rücken.

Man sah Dianne an, dass auch sie untröstlich war. »Es tut mir von Herzen leid. Sie ist eigentlich ein ganz wunderbares Mädchen. Ich hatte sie sofort ins Herz geschlossen.«

Die Besprechung war beendet; wir standen auf und Dianne verabschiedete uns jeweils mit einer langen, intensiven Umarmung. Wir waren schon auf dem Weg nach draußen, als Dianne plötzlich noch erwähnte: »Ach, übrigens, ich kann Ihnen ein sehr gutes Buch über Bindungsstörungen empfehlen, falls Sie sich damit etwas eingehender befassen wollen.« Sie kritzelte den Titel und den Autorennamen rasch auf einen Notizzettel.

Erst auf dem Weg zum Auto dämmerte mir das ganze Ausmaß dessen, was Dianne uns nahezubringen versucht hatte. Bindungsstörung? Drogenkonsum? Das waren keine Kleinigkeiten. Das musste erst mal verdaut werden. Jeder Kinderarzt und Therapeut, bei dem sie jemals gewesen war, seit sie ein Kleinkind war, zeigte sich erstaunt, wie gut sie sich entwickelt hatte. Bisher hatte keiner eine Verbindung zwischen ihren Verhaltensstörungen und der ganz frühen Kindheit im Waisenhaus hergestellt.

Diannes Mutmaßung, Casey könnte regelrecht drogenabhängig sein, fand ich beinahe ungeheuerlich. Doch sie war eine erfahrene Therapeutin und ich als Laie konnte ihre Aussage nicht widerlegen. Ich war bereits so weit, eine medikamentöse Behandlung in Erwägung zu ziehen, auch wenn ich andererseits schlimme Geschichten über fatale Nebenwirkungen gelesen hatte.

Uns blieb kaum eine andere Wahl. Erika und ich ließen uns einen Termin bei Dr. Palmer geben.

Als wir nach Hause kamen, saß Casey auf dem Wohnzimmersofa und mampfte eine Schale Crackling Oat Bran. Igor lag zusammengerollt direkt neben ihr auf seiner Hundematte auf dem Boden. Da sie wusste, dass wir gerade von dem Termin bei Dianne zurückkamen, sagte sie sofort mit zuckersüßer Stimme: »Keine Sorge! Ich habe sämtliche Hausaufgaben bereits gemacht.« Sie schaufelte sich einen Löffel voll Getreideflocken in den Mund. »Ach, übrigens, ich habe eine Zwei plus für den Test in Naturwissenschaften. Tut mir leid, dass ich nicht bis zum Abendessen warten konnte. Ich hatte Riesenhunger.«

Sie wirkte vollkommen unbefangen und kein bisschen ängstlich im Hinblick auf unseren Termin bei ihrer Therapeutin; ich war mir durchaus bewusst, wie sie mich mit ihrem Charme einzuwickeln verstand. Aber dieser Anblick, wie sie zusammen mit ihrem treuen Hündchen gelassen dasaß, verfehlte seine Wirkung nicht und nahm etwas von der Anspannung, die wir beide beim Betreten des Hauses verspürt hatten.

»Na, und was ist dabei herausgekommen?«, wollte Casey wissen.

Ich machte mir am Kühlschrank zu schaffen, obwohl ich dort eigentlich gar nichts herausnehmen wollte, und Erika vertiefte sich in das Ablesen der eingegangenen Anrufe am Telefon. Beide taten wir so, als hätten wir die Frage nicht gehört. Wir bestraften sie durch Schweigen und ließen sie ruhig ein bisschen schmoren. Das war die einzige noch verbliebene Möglichkeit, um ihr irgendwie beizukommen.

»Hal-loo?«, echote sie.

Ein paar Augenblicke später ließen Erika und ich uns auf einem Zweisitzersofa ihr gegenüber nieder und sahen sie mit grimmiger Miene an. »Wir waren uns doch alle einig, dass du diese Therapie durchziehen solltest.« Casey funkelte mich böse an. »Wir waren uns allerdings auch einig, dass du es wirklich aus eigenem Antrieb machen sollst, und daran fehlt es offensichtlich im Moment.« Ihr Gesichtsausdruck entspannte sich schlagartig. Ich konnte ihre innere Stimme förmlich hören, wie sie »Yes!« schrie und im Stillen triumphierte und quasi die Faust ballte.

»Eines wäre aber noch anzumerken.« Das Thema Drogen wollte ich in diesem Augenblick bewusst nicht zur Sprache bringen. Das hätte sofort wieder einen Riesenkrach ausgelöst und dafür war ich im Moment innerlich nicht gerüstet.

»Wir haben für dich bei einem anderen Spezialisten einen Termin ausgemacht. Er soll dich in Hinblick auf eine eventuelle medikamentöse Behandlung mal untersuchen.« Ich hatte absichtlich das Wort »Spezialist« gewählt statt »Psychiater«, damit Casey nicht gleich wieder ausrastete, weil sie glaubte, nur zu einem anderen Therapeuten geschickt zu werden. Trotzdem rechnete ich mit Protest von ihrer Seite, aber sie blieb still und starrte nur missmutig auf den Fernseher.

Ich versuchte, ihr in die Augen zu sehen. »Hast du verstanden?«

Sie zuckte lediglich mit den Achseln und starrte weiter geradeaus.

Erika mischte sich ein. »Bevor du vielleicht heute Abend noch weggehst, um deinen Erfolg zu feiern, möchte ich dir ausdrücklich sagen, Casey, dass keiner von uns, weder Dianne noch Dad noch ich, glücklich darüber ist, wie sich das mit dir entwickelt. Wir können dich zwar nicht zur Fortsetzung der Therapie zwingen – da ist wohl nichts zu machen –, aber wir erwarten von dir von jetzt an in jeder Hinsicht tadelloses Benehmen, ansonsten bekommst du unbefristeten Hausarrest.«

Ich zuckte bei dem Gedanken an unbefristeten Hausarrest für Casey innerlich zusammen, denn das bedeutete, dass wir alle sehr strikt ans Haus gebunden sein würden, aber ich widersprach nicht. Erika fuhr fort: »Das bedeutet insbesondere: keine Gehässigkeiten oder zur Schau getragene schlechte Laune, kein abfälliges Gerede oder gar Kraftausdrücke, keinerlei blaue Briefe mehr aus der Schule – weder wegen unentschuldigten Fehlens noch wegen mangelhafter Hausaufgaben –, keine Brechanfälle mehr und vor allem kein Alkohol, keine Zigaretten und keine Drogen.«

Casey bedachte Erika mit einem eisigen Blick. »Ich übergebe mich nicht absichtlich und ich nehme keinen Stoff, liebe Mutter!«

Ich wollte die Anspannung entschärfen und sprach in freundlichem Ton, aber mit fester Stimme. »Casey, hör endlich auf damit. Ich rate dir dringend, unser Vertrauen nicht zu missbrauchen, denn eines kann ich dir versichern: Wenn wir den geringsten Beweis finden, dass du irgendwas nimmst, stecken wir dich umgehend in eine Entziehungskur.«

Bald nach dem Abendessen gingen Erika und ich hinauf in unser Schlafzimmer. Es war in jeder Hinsicht ein anstrengender Tag gewesen. Während Erika sich im Bad die Zähne putzte, griff ich nach der Zeitung und blätterte den Lokalteil durch. Zufällig blieb ich auf der Seite mit den Todesanzeigen hängen, weil mein Blick auf das Foto eines Verstorbenen gefallen war. Ein sechzehnjähriger Junge aus dem benachbarten Mill Valley war »plötzlich verstorben« – ohne nähere Angabe der Todesursache. Der Name sagte mir etwas. Es war der Student, der vor noch nicht einmal einem Monat zusammen mit Casey bei Williams-Sonoma gearbeitet und mit dem sie sich immer kaputtgelacht hatte. Erika kam im Bademantel herein und rubbelte sich die Haare mit einem Handtuch trocken. Ich konnte das mit dem jungen Mann gar nicht fassen. »Honey, stell dir das mal vor, man sollte es nicht für möglich halten.«

»Was denn?«

»Erinnerst du dich noch an den Jungen aus Mill Valley, mit dem sich Casey bei Williams-Sonoma so gut verstanden hat?«

»Ja. Was ist mit ihm?«

»Er ist gestorben.«

Erika schlug die Hand vor den Mund und flüsterte: »O mein Gott.«

Am nächsten Tag googelte ich, was mit »plötzlich verstorben« gemeint war. Der junge Mann, der Casey bei der Arbeit so sehr zum Lachen gebracht hatte, war von der Golden Gate Bridge gesprungen.

FÜNFZEHN

Jedes Mal wenn wir eine von Caseys Therapien beendeten beziehungsweise beenden mussten, wurden wir anschließend mit einer längeren Periode familiärer Harmonie belohnt. In den Monaten nach dem Therapieende bei Dianne verhielt sich Casey geradezu mustergültig. Falls es einmal eine Meinungsverschiedenheit gab, blieb es immer bei einer Plänkelei. Erika und ich werteten das als großen Erfolg. Man konnte es auch so interpretieren, dass wir Casey veranlasst hatten, uns beizubringen, wie wir alle Konflikte am besten vermieden.

Wir gingen mit ihr auch zu Dr. Palmer und sie hatte nichts dagegen, es mit einer medikamentösen Behandlung zu versuchen. Trotz meiner anfänglichen Vorbehalte schienen die Tabletten vielleicht doch ein Wundermittel zu sein, zumindest stießen sie auf weniger Widerstand als die therapeutischen Sitzungen. Etliche von Caseys Freunden nahmen bereits Antidepressiva wie Zoloft oder Prozac und sie schworen regelrecht darauf.

Ich war einigermaßen beruhigt, als ich hörte, dass Dr. Palmer Teenager zunächst mit Naturheilmitteln behandelte, bei denen das Risiko von Nebenwirkungen gering war. Erst danach kamen gegebenenfalls stärkere, verschreibungspflichtige Mittel zum Einsatz. Er verabreichte Casey zunächst ein Vitamin-B-Ergänzungspräparat namens Inositol; nachgewiesenermaßen konnte damit bei größeren Störungen wie Depression, Angststörungen, Hyperaktivität oder Zwangsstörungen eine Besserung erzielt werden. Obwohl bei Casey keiner dieser Befunde je diagnostiziert wurde, hörte sich das vielversprechend an. Wir waren ohnehin am Ende der Fahnenstange angelangt und mussten nach jedem Strohhalm greifen. Außer Dianne stellte niemand eine Verbindung zwischen ihrem auffälligen Verhalten und ihrer frühkindlichen Vergangenheit her.

Leider erwies sich Inositol nicht als Wundermittel. Casey klagte über Reizbarkeit und Schlaflosigkeit. Da sie ja nie viel Geduld hatte, setzte sie die Einnahme ab und wir vereinbarten einen neuen Termin bei Dr. Palmer.

Er verordnete nun Lamictal, ein sogenanntes Phasenprophylaktikum, das, vereinfacht gesagt, beruhigend und ausgleichend auf die Stimmung wirken sollte. »Den Patienten verschafft es wieder mehr Eigengefühl«, erklärte der Arzt, »und es hat keine Nebenwirkungen.« Möglicherweise war dies nun das perfekte Gegenmittel für Caseys Stimmungsschwankungen. Doch nach einer Woche fing sie an, sich über Kopfweh zu beklagen. Sie war all der Therapeuten, Ärzte, Psychiater und der Medikamente einfach überdrüssig und wollte von alldem nichts mehr hören. Keine Schmeicheleien, Überredungskünste, Bitten oder Drohungen würden sie davon abbringen.

Damit waren Erika und ich wieder dort, wo wir angefangen hatten – nur diesmal erschöpft, verzweifelt und verärgert angesichts unserer Tochter, die sich weigerte, zu kooperieren, und unsere vielen Ansätze, ihr Hilfe und Unterstützung zu bieten, einfach unterlief. So entschieden wir, schlechtem Geld nicht auch noch gutes hinterherzuwerfen. Da die Sommerferien nahten, unterbrachen wir die Behandlung durch Dr. Palmer; im Herbst konnte man die Sache vielleicht wieder angehen.

Möglicherweise war an dieser Sache mit der Bindungsstörung, die Dianne angesprochen hatte, ja etwas dran. Das Buch, das sie seinerzeit empfohlen hatte, fand Erika in der Bücherei. Der Titel lautete *Social Intelligence,* der Autor hieß Daniel Goleman. Nachdem wir es gelesen hatten, kamen wir aber zu dem Schluss, dass es wenig mit Adoption oder menschlichen Bindungen zu tun hatte. Es ging hauptsächlich um biologische Aspekte, Hirnforschung und Verhaltensmuster im menschlichen Umgang und in Beziehungen. Weder Erika noch ich konnten nachvollziehen, wie Dianne darauf gekommen war.

Das Thema Bindungsstörung hatte sich damit zunächst erledigt.

Im Frühjahr 2007 war Casey siebzehn geworden und anschließend, gegen Ende ihres dritten Jahres an der Highschool, bestand sie die Führerscheinprüfung. Die Aussicht, sich gelegentlich das Familienauto leihen zu können, bot uns einerseits einen willkommenen Anreiz, dies von Wohlverhalten und gutem Benehmen abhängig zu machen – wie die berühmte Karotte, die man dem Esel vor die Nase hängt. Auf der anderen Seite kam allerdings die Sorge hinzu, dass sie bei einem Verkehrsunfall verletzt oder gar getötet werden könnte, wenn sie mit dem Wagen unterwegs war.

Sobald das Schuljahr beendet war, kam bei den jungen Leuten das Party-Karussell voll in Schwung. An einem dieser Party-Samstagabende hatten Erika und ich es uns zu Hause mit einer Flasche Wein gemütlich gemacht und wollten uns eine DVD anschauen, die uns interessierte, die wir Casey aber lieber nicht zeigen wollten.

Es handelte sich um einen Dokumentarfilm mit dem Titel *The Bridge* (Die Brücke) und darin ging es um Menschen, die Selbstmord begingen, indem sie von der Golden Gate Bridge sprangen. Der Film war heftig umstritten, weil darin zum ersten

Mal seit der Eröffnung der Brücke im Jahr 1937 ein Tabu thematisiert wurde: Die Brücke ist weltweit einer der Hauptanziehungspunkte für Selbstmörder. Hier in der näheren Umgebung, in Sichtweite der Brücke, war es kein Geheimnis, dass Leute von dort hinuntersprangen, aber eigentlich konnte ich mir nicht vorstellen, was einen Menschen dazu bringen konnte. Mir ging der Sechzehnjährige nicht aus dem Sinn, mit dem sich Casey bei dem Job bei Williams-Sonoma so gut verstanden hat. Ich fragte mich öfter, ob sie überhaupt von dessen Tod erfahren hatte.

Wir machten es uns also auf dem Sofa bequem und drückten die Play-Taste. Noch während der Vorspann mit den Namen der Mitwirkenden vor dem Bild der nebelumwaberten Brücke lief, trat Casey, fix und fertig aufgestylt für ihren Samstagabend, ins Wohnzimmer. Sie trug wieder einmal ihre tomatenfarbene und mit Quilt-Mustern überzogene Kapuzenjacke, zu einem schwarzen Sweater und grauen, ausgewaschenen Jeans und Wildlederstiefeletten. Ihre türkisfarbene Marc-Jacobs-Tasche hatte sie über die Schulter geschlungen. Im Vorbeigehen warf sie einen Blick auf den Bildschirm, während ich hektisch nach der Fernbedienung tastete.

Sie schien verblüfft. »Was seht ihr beiden euch da denn an?«

»Ach, nichts Besonderes«, antwortete Erika rasch. »Nur so einen Dokumentarfilm. «

Casey musterte uns mit strengem Blick, als hätte sie uns beim Haschrauchen ertappt. »Seht ihr euch etwa den Brückenfilm an?«

Ich versuchte abzulenken. »Ach Casey, lass uns doch einfach in Ruhe unseren Film anschauen.«

Casey witterte Ausweichmanöver sofort und sie schätzte es gar nicht, wenn man sie im Unklaren ließ. Sie betrachtete uns argwöhnisch und schüttelte den Kopf. »Meine Güte, ihr beide seid echt krank. Wie kann man sich einen Film anschauen, in dem sich Menschen echt umbringen?« Eine peinliche Stille trat ein. »Na ja … könnte ich dann bitte die Wagenschlüssel haben?«

Auch wenn sie noch eine Fahranfängerin war, jammerte sie uns immer wieder vor, dass sie die Einzige unter all den Jugendlichen an der Redwood High sei, die kein eigenes Auto besaß. Erika und ich hingegen fanden, dass es ein Privileg war, sich einen fahrbaren Untersatz leisten zu können, und nichts, worauf quasi ein Rechtsanspruch bestand.

Wir hatten meinen alten VW, der inzwischen mehr als 100 000 Kilometer auf dem Tacho hatte, zum »Familienauto« umgewidmet. Bisher hatte Casey unser Vertrauen insofern gerechtfertigt, als sie den Wagen – und sich selbst – jedes Mal heil zurückbrachte. Mit dieser Einschränkung, den Wagen von uns nur leihen zu dürfen, musste sie leben; das war der Preis dafür, gelegentlich unabhängig fahren zu dürfen.

Während wir sie zur Eingangstür begleiteten, fummelte ich die Wagenschlüssel aus der Hosentasche und klimperte damit in der Hand. Ich wollte, dass sie sie sich noch ein bisschen verdiente.

»Na, alle Hausaufgaben gemacht?«

»Jawohl.«

»Und das Zimmer aufgeräumt?«

»Ja doch, Dad.« Ich beugte mich vor, um sie zum Abschied auf die Wangen zu küssen, und erhaschte einen Hauch von Marc Jacobs Eau de Parfum. Keine Spur von Zigaretten, immerhin. Mit einem neckischen Grinsen schnappte sie die Autoschlüssel und trat hinaus. In dem Moment meldete sich Erika zu Wort. »Casey, warte noch einen Moment!« Casey drehte sich um, die Kinnlade hing etwas nach unten, der Mund stand leicht offen und sie wirkte leicht genervt.

»Hast du eine Taschenlampe dabei?«

»Ja, Mom.«

»Und das Pfefferspray?«

»Ja-ha. Falls du es vergessen haben solltest: Ich bin nicht mehr fünf.«

»Hoffentlich hast du was zu trinken dabei, damit du nicht dehydrierst, und sieh noch mal auf die Tankanzeige, damit dir nicht das Benzin ausgeht!«

Casey ging langsam zum Wagen. »Mom, ich bin doch kein Schwachkopf.«

»Okay, dann fahr vorsichtig!« Erika winkte übertrieben heftig und ich stand neben ihr und hob die Hand zu einem Gruß.

Casey rief noch einmal etwas zurück: »Ach, ich weiß nicht, Mom. Vielleicht fahre ich doch lieber mal an einen Baum.«

Sie stieg ein, grinste noch einmal schräg zurück und winkte zum Abschied. Dann schnallte sie den Gurt fest, richtete den Rückspiegel und fuhr los. Mit einer Mischung aus Stolz und Bangen blickte ich ihr hinterher.

Den Sommer 2007 über drehte sich alles um das Thema College. Im Herbst wollte sich Casey an verschiedenen Colleges bewerben und es war geplant, während der Sommerferien mehrere zu besichtigen, um die Auswahl sinnvoll einzugrenzen. Auf Caseys Favoritenliste stand eine Reihe kleinerer, aber sehr anspruchsvoller Colleges wie Reed, Bard, Bennington, Marlboro und Hampshire. Außer Reed befanden sich alle an der Ostküste der Vereinigten Staaten. Casey wollte gern einmal eine Zeit lang dort leben, vielleicht um die verschütteten Erinnerungen an die ersten Kindheitsjahre in Connecticut aufzufrischen. Viel wichtiger war jedoch, dass sie geradezu verzweifelt versuchte, so viel Distanz wie möglich zwischen sich und Mom und Dad zu legen; darüber ließ sie uns selten im Zweifel:

»Wenn ich aufs College gehe, dann braucht ihr nicht von mir erwarten, dass ich jeden Tag anrufe, so wie Mom bei Grandma.«

»Ich werde wohl keine Zeit haben, euch in den Sommerferien zu besuchen. Wahrscheinlich mache ich dann ein Praktikum in New York.«

»Ach, übrigens, irgendeinen fahrbaren Untersatz brauche ich auch. Ich denke, ich nehme am besten Dads Wagen.«

Da wir schon lange an solche Dreistigkeiten gewöhnt waren, nahm ich es nicht persönlich. Ich hatte es schon längst aufgegeben, wegen jeder Unverschämtheit, die sie ausspuckte, einen Streit vom Zaun zu brechen. Außerdem wusste ich, dass es durchaus nicht so gemeint war.

An einem Sonntagnachmittag im Juni stand Casey in der Küche und blätterte in einem fetten Hochglanzheft des Reed-Colleges in Portland im Bundesstaat Oregon, das vor Kurzem mit der Post gekommen war. Einer der berühmtesten Reed-Absolventen war der Apple-Gründer Steve Jobs. Und Reed war ihr Topfavorit im Moment. Ich legte Casey meine Hand auf die Schulter und gab ihr einen Kuss auf die Stirn. »Na, was hast du da?«

»Das ist ’ne Broschüre vom Reed-College.«

Ich schaute auf das Heft. »Aha. Ein exzellentes College.«

Sie seufzte. »Ja eben. Wahrscheinlich nehmen sie mich nicht. Das ist echt schwer.«

Sie tat mir leid. »Sag doch so was nicht, Liebling. Du weißt doch selbst, wie klug du bist.« Ich legte ihr fürsorglich einen Arm über die Schulter und sie ließ es zu, dass ich sie kurz drückte.

»Dad, meine Noten sind scheiße und ich hab den Bewerbungstest verbockt.«

»Deine Noten waren im letzten Halbjahr ganz in Ordnung.«

»Ja, aber für einen guten Gesamtdurchschnitt reicht es nicht. Ich steh ungefähr bei 2,8.«

Wenn sie ein Lob oder ein Kompliment akzeptierte, musste es von jemand anderem kommen als von mir. »Auf den Bewerbungstest alleine kommt es ja nicht an und du kannst das Winterhalbjahr nutzen, um deinen Notendurchschnitt anzuheben.«

»Dad, du kapierst es einfach nicht. Der Notendurchschnitt, den sie bei Reed verlangen, liegt bei 1,8. Sogar mein Freund Alex hat 1,4.«

Ich sah sie verblüfft an. »Wie kommt Alex denn zu so einem hohen Durchschnitt?«

Sie blätterte ein paar Seiten weiter. »Er hat besondere Kurse belegt, schon fast ein Vorstudium. Alex ist eben superfleißig und sehr helle.«

Bei Caseys kurzer Beschreibung eines typischen Strebers, wie sie hier in Marin County keine Seltenheit sind, musste ich schmunzeln. Aber ich war auch ehrlich erschrocken über die hohen Anforderungen selbst der Colleges, die eine Stufe unter den absoluten Eliteschulen lagen.

Wir betrachteten die Fotos des idyllischen und weitläufigen Campus: blühende Kirschbäume vor ehrwürdigen roten Ziegelsteinbauten, ein Student, der sich im Bibliothekssaal über seinen Laptop beugt, ein Professor, der auf ein Gewirr mathematischer Formeln an einer Tafel deutet.

Ich fragte mich, wie viele Stunden Casey bereits damit verbracht hatte, sich auf dem Laptop Bilder von Colleges und von dem Studentenleben dort anzuschauen, an dem sie in einem Jahr auch teilhaben wollte. Schon jetzt beneidete sie ihre Freundin Roxanne, die bereits ein Internat in New Hampshire besuchte. Ich hätte wetten können, dass sie es sich so vorstellte wie Hogwarts in den *Harry-Potter*-Filmen, sozusagen ihr Vorbild.

»Und was gefällt dir am besten in Reed?«, fragte ich.

»Das Senior-Thesis-Programm.«

»Was ist denn das?«

»Das ist ein Megaabschlussprojekt, das man im letzten Jahr dort macht. Du schreibst eine größere Studienarbeit und machst dazu eine mündliche Präsentation. Am Ende drucken sie deine Abschlussarbeit und stellen sie als gebundenes Buch in die Bibliothek. «

Ich war vollkommen überrascht. »Das findest du toll?«

»Auf jeden Fall!« Man merkte, dass sie das richtig aufregend fand.

»Respekt, Respekt, das kommt mir ziemlich anspruchsvoll vor. Aber ich weiß ja, wie intelligent meine Tochter ist.« Ich bewunderte ihren Wissensdurst und ihren akademischen Ehrgeiz. In dieser Hinsicht war sie ganz anders als ich. Ich habe im College viel Zeit verplempert und bin stets den Weg des geringsten Widerstandes gegangen – Hauptsache, ich bekam irgendwie das Abschlusszeugnis.

Sie klopfte mir kameradschaftlich auf die Schulter. »Tjaja, die gute alte Zeit, nicht wahr, Dad?«

Sie stieß beim Durchblättern auf eine Seite, auf der die Hunde abgebildet waren, die in Reed auf dem Campus gehalten werden. Auf einem der Fotos war ein Windhund mit langer, schmaler Schnauze zu sehen. »O Mann, ich wünschte, ich könnte Igor mitnehmen!«

»Dann müsstest du dich regelmäßig um sein Futter kümmern, mit ihm Gassi gehen und seine Hinterlassenschaften einsammeln.«

Sie boxte mich freundschaftlich gegen den Oberarm. »Sag mal, Dad, haben wir eigentlich genug Geld fürs College?«

»Wieso fragst du das?«

Sie zuckte die Achseln. »Ich habe seit einiger Zeit den Eindruck, als wären wir pleite.«

Worauf wollte sie hinaus? Suchte sie nach einem Vorwand, um enttäuscht zu sein? »Jetzt hör mal zu, Casey. Erstens sind wir keineswegs pleite. Zweitens sind die Gebühren für dein College bereits sicher angelegt. Drittens solltest du dir darüber gar keine Gedanken machen.« Daraufhin gab sie ein unbestimmtes Brummen als Ausdruck ihres Einverständnisses von sich und ich fügte hinzu: »Zum Glück habe ich bloß ein Kind.« Sie reagierte zum Spaß mit einem finsteren Blick.

»Erfreulicherweise ist es ja so, dass praktisch alle Colleges, die du dir rausgesucht hast, vom Programm her breiter aufgestellt sind und nicht so einseitig ausgerichtet«, fuhr ich fort. »Du solltest vor allem deine Schreibbegabung herausstellen und das möglichst mit ein paar Empfehlungen untermauern.«

»Mr DiStefano hat mir schon versprochen, dass er eine Empfehlung für mich schreibt.«

Ich lächelte sie an. »Siehst du? Komm schon, Honey, mach dir keine Sorgen. Du hast noch jede Menge Zeit. Es wird schon alles gut.« Ich konnte nur hoffen, dass das auch wirklich überzeugend klang. Ich wollte mir lieber nicht vorstellen, wie es wäre, wenn sie deswegen wieder einen Nervenzusammenbruch bekäme oder – noch schlimmer – von keinem ihrer Traumcolleges angenommen würde.

»Stimmt, du hast recht«, seufzte sie und blätterte die nächste Seite ihrer Hochglanzbroschüre um.

Am gleichen Tag saß ich abends im Wohnzimmer auf dem Sofa und sah mir *60 Minutes* an, die Zusammenfassung der wichtigsten Nachrichten der Woche auf CBS. Während einer Werbeeinblendung wurde einer dieser coolen Apple-Spots gezeigt, um die Leute auf das iPhone heißzumachen, das Ende Juni auf den Markt kommen sollte. Casey schlurfte gerade auf dem Weg von ihrem Zimmer in die Küche vorbei. Sie trug eine schwarze Kapuzenjacke, hautenge Jeans und flauschige Hauspantoffeln. Nach einem Blick auf den Bildschirm hielt sie inne und verfolgte den Werbespot mit offenem Mund. Dann deutete sie darauf und krächzte: »So eins will ich haben!« Leider war ihr Geburtstag schon vorbei und außerdem hatte sie bereits ein Smartphone.

»Jeder will es haben«, sagte ich.

»Oh menno …« Sie schaute mich mit flehentlichem Blick an.

»Du hast erst vor Kurzem dein schickes Razr bekommen.«

Daraufhin setzte sie wirklich gekonnt eine kindliche Schmollnummer in Szene, Marke »unwiderstehlich«. »Ach Da-ad …«

»Vielleicht erweist sich ja der Weihnachtsmann als großzügig …«

»Da-ad«, quengelte sie, »das ist noch ein halbes Ja-ahr …« Irgendwie schien sie ein Spielchen mit mir spielen zu wollen, denn sie konnte nicht im Ernst erwarten, dass ich schon wieder einfach mal so 400 Dollar für ein neues Smartphone ausspuckte. Wir hatten immer viel Wert darauf gelegt, solche Belohnungen, die man sich erst mal verdienen musste und die immer mit besonderen Anlässen verbunden waren, auch wirklich schätzen zu lernen.

Mit vorgespielt enttäuschter Miene schlurfte sie weiter Richtung Küche, schnappte sich eine Diät-Cola aus dem Kühlschrank und machte sich auf den Rückweg in ihr Zimmer. Im Vorbeigehen warf sie mit vorgeschobener Lippe noch mal einen Seitwärtsblick zu mir herüber. Auch mit siebzehn wusste sie noch ganz genau, wie sie mich zu nehmen hatte. Ich wandte mich aber vollends ab und konzentrierte mich wieder auf die Sendung, wo gerade Jack Kevorkian interviewt wurde, der als »Mr Death« bekannte Arzt, der für seinen Einsatz für Sterbehilfe bekannt wurde.

Wenige Minuten später kam Erika aus dem Schlafzimmer angestapft, pflanzte sich demonstrativ vor mir auf und nahm mir so den Blick auf den Fernseher. Ihre Miene wirkte sehr streng. Hatte ich etwas Böses getan – beispielsweise die Zeitung weggeworfen oder ihren kalten Kaffee weggeschüttet, bevor sie ihn ausgetrunken hatte? Ich richtete mich auf. »Was ist los?« Ihr Gesichtsausdruck flößte mir wirklich Angst ein.

»Ich möchte dir etwas zeigen.« Sie schien innerlich zu beben – wie ein Vulkan, der kurz vor der Explosion steht. Ich folgte ihr in unser Schlafzimmer. Sie schloss die Tür und deutete auf meine Kommode. »Sieh dir an, was ich im Zimmer unserer Tochter gefunden habe.«

Was da herumlag, sah aus wie Asservate nach einer Hausdurchsuchung wegen Drogenverdachts – eine ziemlich beeindruckende Ansammlung von Pharmaka und diversen Utensilien, die Erika hübsch arrangiert hatte. Im starken Kontrast dazu standen die beiden gerahmten Familienfotos, die immer die Kommode zierten: Auf einem waren wir alle drei bei Caseys Taufe in Simsbury zu sehen und auf dem anderen lächelte sie glücklich von ihrem neuen Fahrrad herab, das sie zum sechsten Geburtstag bekommen hatte.

Ich starrte entgeistert auf das von Erika sichergestellte »Beweismaterial«. Das Erste, was ich in die Hand nahm, war eine Glaspfeife. Ich roch daran – unverkennbar Gras. In einem kleinen, wiederverschließbaren Beutel aus Klarsichtfolie befanden sich einige Gramm Marihuana. Wesentlich interessanter aber fand ich einige Gegenstände, auf die ich mir zunächst keinen rechten Reim machen konnte. Zuerst nahm ich eine kleine, graue Plastikhülse in die Hand, so groß wie die Hülsen, in denen früher Fotofilmrollen verpackt waren, und genau in solchen verschließbaren Hülsen hatte ich in meiner Jugend mein Gras aufbewahrt. Ich klappte den Deckel auf und schüttete den Inhalt in meine Handfläche. Es war irgendeine bräunliche, organische Substanz, eher geruchlos. Pilze? Ein orangefarbenes Pillenfläschchen aus Plastik, das einst meine verschreibungspflichtigen Paxil-Tabletten enthielt, war nun halb voll mit runden weißen Dragees mit einem Smiley drauf. Was mochte das sein? Acid? Ecstasy? In einem anderen Klarsichtbeutel befanden sich weitere Tabletten, die merkwürdig wie organische Biosubstanz aussahen. Erika stand mit verschränkten Armen dicht neben mir. Sie war den Tränen nahe.

Ich war wie vor den Kopf geschlagen und wusste zunächst nicht, was ich sagen sollte. Ich war von meiner eigenen Tochter nach Strich und Faden an der Nase herumgeführt worden und stand jetzt da wie ein begossener Pudel. Gutgläubiger Trottel, der ich war, hatte ich gehofft, dass dieser Kelch mit dem Drogenproblem irgendwie an uns vorüberging. Vielleicht mussten wir unsere frühere Drohung tatsächlich wahr machen und sie in eine Entzugsklinik schicken.

Das College konnte man unter diesen Umständen vergessen.

»Verdammtes Miststück!«, murmelte ich und schämte mich für mich selbst und für meine Tochter.

Erika nahm das Plastikfläschchen mit den weißen Pillen in die Hand. »Wir haben die Kontrolle über unsere Tochter vollkommen verloren.« Beim Anblick der Pfeife, der Pillen und der sonstigen verschiedenen Substanzen auf meiner Kommode war sonnenklar, dass es einfach zu viele Drogen waren, als dass man noch von »ein bisschen kiffen« sprechen konnte.

Vielleicht war Casey wirklich süchtig, aber wie konnte das sein? Schließlich sahen wir sie tagaus, tagein. Falls sie tatsächlich direkt vor unserer Nase Drogen nahm, dann musste sie ein beträchtliches Talent dafür entwickelt haben, niemals high zu wirken. Auf mich machte sie immer einen vollkommen nüchternen Eindruck. Dealte sie etwa? Ich hätte sie am liebsten auf der Stelle umgebracht. »Ich hole sie her«, murmelte ich.

Erika blieb in unserem Schlafzimmer. Die Tür zu Caseys Zimmer stand offen, also ging ich hinein. Sie saß über den Schreibtisch gebeugt, die Stöpsel vom iPod im Ohr. Sie sah unbefangen zu mir auf und holte einen der Stöpsel aus dem Ohr.

»Casey, kommst du bitte mal mit?« Sie folgte mir in unser Schlafzimmer, wo Erika neben der Kommode stand. Casey betrachtete die verschiedenen Substanzen und Gerätschaften, als hätte sie sie noch nie im Leben gesehen. Erika blieb still, während ich fragte: »Was ist das?«

Casey zuckte die Achseln. »Keine Ahnung.«

Erika konnte sich nicht mehr beherrschen. »Casey, dieses ganze Zeug habe ich in deinem Zimmer gefunden.«

Casey lief schlagartig rot an. »Wie bitte? Du hast in meinem Zimmer nichts zu suchen! Das ist eine eklatante Verletzung meiner Privatsphäre! Wie kannst du es wagen?«

Sie blickte uns beide voller Empörung an. Wie bitte? Sie empörte sich über uns? Dieses Kind hatte wirklich Chuzpe. Ich griff nach dem Pillenfläschchen und schüttelte es heftig vor ihrer Nase. »Was zum Teufel ist das, Casey? Ecstasy? Acid? Wo hast du dieses Zeug her?«

Sie schüttelte den Kopf und fing an zu weinen. »Das gehört mir nicht, Dad! Das haben mir Leute gegeben, ich sollte es für sie aufbewahren!«

Erika griff ein. »Ach, tatsächlich? Und wer, bitte schön?« Diese Frage war mir auch sofort in den Sinn gekommen.

Jetzt verwandelte sich Caseys Furcht in Zorn. »Kommt gar nicht infrage, dass ich meine Freunde an euch verpetze.«

Erika schoss zurück: »Casey, dealst du mit dem Zeug?«

Casey bedachte Erika mit einem durchdringenden Blick. Sie schob sich an mir vorbei und wollte das Schlafzimmer verlassen. Ich rief hinter ihr her: »Casey, komm sofort zurück.« Kurz darauf knallte sie ihre Tür zu und trommelte dagegen; ihre Schreie gellten durchs ganze Haus.

Erika und ich standen auf der anderen Seite der Tür. Inzwischen war ich selbst so aufgebracht, dass ich mit gedämpfter Stimme zu Erika sagte: »Ich könnte sie umbringen.«

»Das habe ich genau gehört!«, schrie Casey von drinnen und trat mit dem Fuß heftig gegen die Tür.

Am liebsten hätte ich auch mit dem Hammer auf die Tür eingeschlagen.

Mit heulender Stimme schrie sie weiter: »Es dauert nicht mehr lange, dann bin ich achtzehn und dann haue ich endlich hier ab! Dann könnt ihr mich nicht mehr herumkommandieren. Ich werde nie bei euch anrufen und dann werdet ihr einfach alt und verreckt eines Tages!«

Jetzt packte mich wirklich ein heiliger Zorn auf meine eigene Tochter. Diese Auswüchse waren einfach nicht mehr normal – alle diese Gehässigkeiten, diese Urschreie, dieser mutwillige Umgang mit Sachen. Es war, als hätte etwas von ihr Besitz ergriffen, was sie nicht kontrollieren konnte.

Ich versuchte nun, die Tür mit der Schulter aufzustemmen. Obwohl die Tür nicht mehr abschließbar war, weil wir das Schloss schon zu oft gewaltsam hatten öffnen müssen, hatte Casey auf der anderen Seite eine Kraft wie eine Schraubzwinge und hielt den Türknauf eisern fest. Meine Güte, wie stark sie war. Und dabei schrie und tobte sie weiter und trat immer wieder gegen die Tür. Verdammt. Diesmal war der Ausbruch so heftig, dass die Nachbarn mit Sicherheit die Polizei anriefen.

Erika und ich versuchten abwechselnd den Türknauf zu drehen. Uns kam das kalte Grausen bei der Vorstellung, was sich auf der anderen Seite der Tür abspielen mochte. Ich überlegte, ob ich die ohnehin fragile Tür vollends eintreten sollte.

Nach bestimmt einer halben Stunde vergeblicher Versuche, die Tür aufzubekommen, hatte ich genug. Ich sprach mit ihr durch die Tür, als ob ich mit einer Terroristin verhandelte. »Casey, wenn du jetzt nicht sofort aufhörst, rufe ich die Polizei.«

Als Antwort kam nur ein weiterer Tritt. Wir gingen in die Küche. Von dort aus rief ich bei der Polizei von Tiburon an.

Dann ging ich zurück zu Caseys Zimmer. Dessen Tür stand nun offen, aber dafür war ihre Badezimmertür nebenan verschlossen. Wir hatten in der Küche nicht mitbekommen, dass sie aus ihrem Zimmer geschlüpft und sich ins Bad verkrochen hatte.

Erika rief ihr durch die geschlossene Badtür zu: »Casey, was machst du da drin? Öffne sofort die Tür!« Sie hämmerte dagegen, aber von drinnen kam kein Mucks. Sie schrie: »Casey!«

Die schlimmsten Vorstellungen flackerten mir durch den Kopf – der ultimative Albtraum: Wir brechen die Tür auf und Casey liegt blutverschmiert und bewusstlos am Boden, mit einer Rasierklinge in der Hand. Auch wenn wir seit Langem nichts mehr bemerkt hatten, was auf Ritzen hindeutete, hatten wir dafür Sorge getragen, dass keine Rasierklingen im Haus herumlagen.

Es klingelte an der Tür. Erika trat hinzu, als ich einem Polizisten öffnete. Sein Einsatzwagen parkte direkt vor dem Haus. Er war ein athletisch gebauter, noch ziemlich junger Mann mit militärisch kurzem Haarschnitt und Sonnenbrille. Auf seinem Namensschild stand GILBREATH. Er hätte ein älterer Bruder von Casey sein können.

Wir erklärten kurz, was gerade vorgefallen war, ohne allerdings das auslösende Moment, den Streit um den Drogenfund, zu erwähnen, obwohl ich durchaus versucht war, Casey eine Lektion zu erteilen, indem ich sie samt dem Zeug der Justiz übergab. Officer Gilbreath hörte sich alles mit professioneller Ruhe an.

Er bat uns, in der Küche zu warten, während er mit Casey reden wolle.

Aus Richtung der Badezimmertür kam ein »Klick« und ich konnte schemenhaft erkennen, wie sie in ihr Zimmer huschte. Zum Glück war sie am Leben.

Nach ungefähr zehn Minuten kam Officer Gilbreath wieder zu uns in die Küche. Er sagte uns nicht, worüber er mit Casey gesprochen hatte, versicherte uns aber, dass sie sich beruhigt habe und so weit okay sei.

Auf dem Weg zur Tür entschuldigte ich mich vielmals bei ihm, aber er nahm es gutmütig und mit Humor. Wahrscheinlich war es nicht das erste Mal, dass man ihn gerufen hatte, um einen Familienstreit im schicken Tiburon zu schlichten.

Ich blickte Officer Gilbreath hinterher, als er mit seinem Streifenwagen wegfuhr, und schaute dann ausgiebig die Straße auf und ab, ob irgendwelche neugierigen Nachbarn die Nase herausgestreckt hatten. Dann sah ich auf die Uhr. Zu meiner Überraschung war es erst Viertel vor zehn am Abend. Es kam mir viel später vor.

Wir mussten jetzt erst mal wieder runterkommen.

Erika und ich ließen Casey für den Rest der Nacht in Ruhe und verlangten dafür nur, dass sie nicht mehr ausging. Die Sache mit den Drogen brauchten wir heute nicht mehr weiter zu diskutieren; das würde zu nichts führen. Wir waren auch zu erschöpft und würden uns ein andermal darum kümmern.

SECHZEHN

Als ich mich am darauffolgenden Morgen fertig machte, um zur Arbeit zu gehen, wollte ich nachsehen, was Casey machte. Oft war es so, dass sie am Morgen nach einer größeren Auseinandersetzung frisch und wie neugeboren aus ihrem Zimmer auftauchte und sich verhielt, als sei nichts geschehen. Auf dem Weg in die Küche, wo ich meinen Morgenkaffee trinken wollte, warf ich einen Blick zu ihrem Zimmer. Die Tür stand einen Spalt weit auf, also ging ich hin und spähte hinein.

Sie war gar nicht da.

Das Bett war gemacht, ihr Berge von Kissen ordentlich drapiert, das ganze Zimmer picobello aufgeräumt. Bei näherem Hinsehen wirkte es sogar so, als sei es nicht nur aufgeräumt, sondern ausgeräumt.

Auf dem Regal über ihrem Schreibtisch, wo normalerweise die Schulbücher und etlicher Nippes standen, den sie im Lauf der Jahre angesammelt hatte, fehlte einiges: der kleine Drachen aus Wachs, den wir ihr mal zu Weihnachten geschenkt hatten, eine Buddha-Figur, die sie sich in Haight-Ashbury, dem Hippie-Stadtteil von San Francisco, gekauft hatte, ein Rhinozeros aus Ton als Andenken an einen Besuch im Safaripark von San Diego und ein kleines gerahmtes Foto von Igor, als er noch ein Welpe war.

Ihr Bücherregal war komplett leer. Die Fotoalben, die ich für sie gemacht hatte, Fußballpokale, eine Puppe nach einer bekannten Comicfigur und die Jahrbücher ihrer Highschool – alles war verschwunden. Im ersten Moment kam mir nur der Gedanke, dass es gar nicht mal schlecht war, wenn sie in ihrem Zimmer mal ein bisschen Ordnung schaffte – normalerweise sah es hier aus wie in dem sprichwörtlichen Saustall. Wir hatten es uns längst abgewöhnt, deswegen herumzumeckern; sollte sie darin so leben, wie sie es wollte.

Ich öffnete ihren Kleiderschrank, weil ich annahm, dass sie einfach alles dort hineingestopft hatte. Hier sah es genauso aus, wie es schon immer ausgesehen hatte: ein völlig unsortiertes Durcheinander, einige Sachen baumelten an Kleiderbügeln, andere lagen einfach unten auf dem Schrankboden.

Wo hatte sie all die verschwundenen Sachen hingepackt – und vor allem: Wo zum Teufel war sie abgeblieben? Gestern Abend hatten wir ihr ausdrücklich verboten, das Haus zu verlassen. Ich schaute zum Fenster hinaus; der Saab stand noch da. Sie konnte nicht einfach ausgebüxt sein, andererseits war man sich bei ihr nie sicher, was sie im Schilde führte.

Ich ging in die Küche und da lag bereits der *Chronicle* säuberlich gefaltet auf der Küchentheke. Obendrauf stand ein leerer Kaffeebecher. Mein Puls beschleunigte sich und ich überlegte, ob ich wieder bei der Polizei anrufen musste, aber dann bemerkte ich einen Zettel, der unter den Kaffeebecher geklemmt war.

Bin rasch zum Bell Market, um frische Bagel zu holen. Bin gleich wieder zurück.

Ich atmete tief durch. Zum Glück war also alles in Ordnung. Doch wieso war sie bereits so früh auf den Beinen? Schließlich waren gerade große Ferien und sie musste nicht zur Schule. Mir fehlte aber jetzt die Zeit, das herauszufinden. Die Kaffeemaschine war schon am Abend zuvor programmiert worden, sodass ich mir nur noch den Kaffee einschenken musste. Ich trank ein paar kleine Schlucke und langte nach dem *Chronicle,* um allmählich in den Alltag zu finden. Unter der Zeitung lag ein einmal gefaltetes Blatt Papier. Als ich es mir ansah, entpuppte es sich als ein getippter Brief von Casey. Und obwohl ich mittlerweile spät dran war, nahm ich mir die Zeit, ihn wenigstens zu überfliegen.

Liebe Mom, lieber Dad,

ich denke mir, dies ist der einzige und beste Weg, euch gegenüber meinen Standpunkt klarzumachen, ohne dass es gleich auf eine Konfrontation hinausläuft. Ich glaube nämlich nicht, dass ich mir in anderer Weise Gehör verschaffen kann. Im Gespräch läuft immer alles gleich auf unnötigen und kindischen Streit hinaus, der zu nichts führt.

Das klang vernünftig und erwachsen. Wenigstens klang es wie ein normales Gespräch, wenn auch in schriftlicher Form; aber besser so als gar nicht. Vielleicht sollten wir überhaupt so kommunizieren – in Briefen beziehungsweise in Schriftform.

Ich will nicht behaupten, dass es für Jugendliche unbedingt dazugehört, Drogen auszuprobieren, aber es kann eine Erfahrung sein, die man eben mal macht. Ich will damit auch nicht behaupten, dass es richtig ist, Drogen zu nehmen. Ich versuche nur zu sagen, dass es nicht schadet, wenn man es als Teenager mal probiert – ich meine: ausprobieren, nicht abhängig werden.

Na großartig. Das klang doch genau wie weiland Dr. Timothy Leary, der Guru der Hippie-Bewegung, der uns einst den Rat erteilt hatte: »Turn on, tune in, drop out.«

Damit eines ganz klar ist: Ich nehme weder gelegentlich »zur Entspannung« und schon gar nicht regelmäßig Drogen. Diese Zeilen sollten nicht als kühner Versuch verstanden werden, eure Zustimmung zu erhalten, dass ich Drogen nehmen darf. Ich denke nur, dass zwischen Eltern und Kind mehr Übereinstimmung (und Toleranz) erzielt werden sollte.

Junge, Junge, das Kind hatte ja wirklich Nerven. Was sie uns da vorschlug, lief auf so was wie eine »Don't ask, don't tell«-Haltung hinaus, die wir einnehmen sollten. So verfuhr die US-Army gegenüber Homosexuellen, die sie offiziell nicht haben wollte: »Wir werden dich nicht darauf ansprechen, aber halte du dich auch gefälligst zurück.« Mir wäre es nicht im Traum eingefallen, meinen Eltern mit derartigen Vorschlägen zu kommen.

Ich bin mir bewusst, dass ihr beiden strikt gegen jede Art von Drogen seid. Aber bloß, weil man einmal ein paar Ecstasy-Pillen genommen hat, bedeutet das noch nicht, dass ein Kind (in dem Fall ich) schon »dabei ist, süchtig zu werden«. Ich rauche gar keine Zigaretten und ich habe auch Marihuana immer nur selten geraucht. Ich bin alles andere als ein »Junkie«. Tut mir leid, dass es so weit gekommen ist.

Ihre Botschaft, wir könnten hinsichtlich Drogen irgendwelche Kompromisse eingehen – das kam für mich überhaupt nicht infrage. Aber die Art, wie sie ihre Argumentation vorgetragen hatte, fand ich in sich schlüssig und beeindruckend.

Ich ließ das Schreiben offen auf der Küchenzeile liegen, damit Erika es auch lesen konnte, und trat vor die Spüle, um den Kaffeesatz in den Mülleimer unter dem Becken zu entleeren. Der Mülleimer war so voll, dass ich ihn gleich durch den Seiteneingang nach draußen trug, um ihn in die Tonne zu leeren. Als ich deren Deckel hob, war ich entsetzt. Da lag alles: der Drache aus Wachs, der Buddha, das Rhino, das Bild von Igor, die Fotoalben, die Pokale, die Comicfigur, die Schuljahrbücher, etliche

Videospiele, einiger Schmuck, den Erika für sie angefertigt hatte. Auf mich wirkte es so, als hätte Casey ihr ganzes bisheriges Leben in den Müll geworfen.

Irgendwo im Internet hatte ich mal gelesen, dass Menschen, die vorhaben, sich umzubringen, vorher manchmal ihren ganzen Besitz weggeben. Wollte sie uns auf diese Weise irgendwie aufrütteln oder hatte sie das gemacht, ohne darüber nachzudenken, einfach weil ihr danach war? Bei ihren Tobsuchtsanfällen hatte sie früher auch gelegentlich ausgesprochen destruktives Verhalten an den Tag gelegt.

So hatte sie sich einmal nach einer Auseinandersetzung Erikas Computer geschnappt und sämtliche E-Mail-Adressen gelöscht, nur um sie zu ärgern. Ein andermal ging sie zu Erikas Schrank, riss sämtliche Kleider von den Bügeln und ließ den Haufen auf dem Boden liegen. Wir bekamen von ihr nie eine Erklärung für ein derart abnormes Verhalten. Trotz ihres bisweilen großsprecherischen Getues konnte ich mir nie vorstellen, dass Casey tatsächlich so weit gehen würde, sich das Leben zu nehmen. Ich konnte mir aber sehr wohl vorstellen, dass sie von zu Hause weglief – und dafür auch noch meinen Wagen benutzte. Sicherlich wollte sie ihren Eltern ans Bein pinkeln, und das war ihr auch gelungen.

Vielleicht lag Casey in einer Hinsicht nicht ganz falsch. Wir hatten letztlich keine Ahnung, wer sie eigentlich war.

An diesem Abend versuchten Erika und ich, uns einen Reim auf das zu machen, was vorgefallen war. Wir hatten uns ins Schlafzimmer zurückgezogen. Sie saß auf dem Bett, ich hatte mich auf das Zweisitzersofa gegenüber gekauert.

Wir wollten verstehen, was es mit dieser symbolischen Selbstvertreibung, diesem regelrechten Ausräuchern des Zimmers auf sich hatte. Erika standen Tränen der Wut in den Augen. Sie erzählte mir, dass sie am Vormittag Caseys Sachen aus dem Mülleimer »gerettet« hat, indem sie alles herauspickte und sorgfältig von Kaffeesatz, Bananenschalen und Hühnerknochen gereinigt hat. Dabei sei sie zunächst versucht gewesen, alles so zu belassen, damit Casey die Folgen ihrer unbedachten Aktion auch wirklich zu spüren bekam. Aber dann brachte sie es doch nicht übers Herz, all diese Andenken endgültig aufzugeben. Selbst wenn Casey nichts mehr davon wissen wollte, bedeuteten diese Sachen jedenfalls Erika selbst sehr viel.

»Hat sie dir gegenüber eine Erklärung abgegeben, warum sie alles weggeworfen hat?«, fragte ich.

Erika tupfte sich die Augen mit Kleenex trocken und schüttelte den Kopf. »Sie weigerte sich, mit mir zu sprechen. Sie blieb einfach in ihrem Zimmer.« Ich kaute ratlos und frustriert auf meinen Lippen herum. »Allmählich jagt sie mir wirklich Angst ein, John. Ständig diese Wutanfälle, dieser zähe Widerstand gegen jede Art von Disziplin und gegen die Therapien, ihre schwankenden Noten, der Alkohol und die Drogen, dass wir gestern sogar die Polizei holen mussten, und jetzt das. Ich habe keine Ahnung, ob sie einfach nur destruktiv, selbstzerstörerisch oder irgendwie verrückt ist.«

Ich wich Erikas Blick aus, indem ich auf den Boden sah, ich suchte nach einer Antwort, aber mir fiel dazu nichts ein.

»Weißt du, was wir machen sollten?«

Ich blickte auf.

»Wir sollten sie in eines dieser Internate für Schwererziehbare schicken.«

Ich verzog das Gesicht. »Hast du eine Vorstellung, was so etwas kostet?« An Geld hatte sie in dem Zusammenhang nicht gedacht.

»Ist das alles, woran du denken kannst? Nur das Geld? Warum denkst du nicht auch einmal an deine Tochter?«

Diesen Vorwurf wollte ich nicht auf mir sitzen lassen. Einer musste auch die Verantwortung für die Finanzen übernehmen. »Wenn wir das machen – falls wir sie überhaupt dazu bringen, dass sie dorthin geht –, dann ist das für das College angesparte Geld weg.«

Erika stach ein paarmal mit dem Finger in meine Richtung. »Falls wir sie überhaupt dazu bringen? Was soll das heißen? Wir werden uns keinesfalls länger von ihr herumschubsen lassen! Du bist derjenige, der immer klein beigibt und mir in den Rücken fällt, sodass sie auch vor mir keinen Respekt mehr hat. Sie hat dich immer schon um den kleinen Finger gewickelt. Wann willst du endlich anfangen, dich wie ein verantwortlicher Vater zu verhalten, und ihr zeigen, wo's langgeht?«

Ich knetete meine Finger und sah auf den Boden.

Seit wie vielen Jahren versuchten wir nun schon, Casey und ihr bizarres Verhalten irgendwie zu »kontrollieren«? Wieso konnte oder wollte Erika nicht einsehen, dass Strenge nie etwas bewirkt hatte? Casey war immun gegen jegliche Art von Disziplinierungsversuchen. Wenn wir Caseys weitere Erziehung sozusagen outsourcten, indem wir sie an eine dieser Anstalten delegierten, dann befürchtete ich, dass wir sie uns noch weiter entfremdeten und unsere ohnehin schon verkorkste familiäre und häusliche Situation noch mehr vergifteten. Das Dilemma bestand darin, dass es praktisch keine Alternativen mehr gab, wie etwa Hausarrest. Das brachte selten die gewünschte Wirkung hervor und außerdem konnte sie ja nicht ihr ganzes Teenagerdasein unter Hausarrest verbringen.

Ihre Räumungsaktion blieb uns ein Rätsel. Obwohl diese Aktion wirklich krass war, hatte ich doch den Eindruck, dass Erika einfach zu viel hineininterpretierte. Casey hatte mal wieder so impulsiv gehandelt, wie wir das von ihr kannten. Tob dich aus, nachdenken kannst du später. Dabei hatten wir uns noch gar nicht mit dem Problem der versteckten Drogen und dem Hilferuf bei der Polizei am Tag zuvor beschäftigt. Das war bereits ein großes Thema für sich, das von der Mülleimer-Krise im Moment in den Hintergrund gedrängt war. War sie nun zu allem anderen auch noch eine Drogendealerin?

Erika sprach mit tonloser Stimme weiter. »Wenn wir sie also jetzt doch nicht wegschicken – obwohl das mal so vereinbart war –, wie soll es deiner Meinung nach denn jetzt weitergehen?«

Ich ließ mich in die Polster des kleinen Sofas zurückfallen und atmete sehr langsam aus. »Das weiß ich auch nicht genau. Ich habe das alles so satt. Ich nehme an, sie sollte bis auf Weiteres am besten unter Hausarrest bleiben.«

»Du nimmst an?«

Ich funkelte Erika böse an, weil ich ihre ständigen Ermahnungen, ich sei Casey gegenüber zu nachsichtig, mittlerweile auch leid war. Das ging schon so, seit Casey in die Grundschule gekommen war. Außerdem hatte ich inzwischen auch kein Gefühl mehr dafür, wie streng oder nachgiebig man Casey gegenüber überhaupt sein musste. Wenn man ihr Hausarrest auferlegte, bedeutete das, dass auf jeden Fall mindestens einer von uns beiden vor Ort sein und ein Auge darauf haben musste, dass sie nicht abhaute. Das würde uns allen zu schaffen machen, jeder hätte davon mindestens schlechte Laune – letztlich liefe es auf eine Art gemeinsamen Hausarrest hinaus.

Zum Glück war dieses Elend nur von kurzer Dauer. Im Juli war bereits eine Reise an die Ostküste anberaumt, bei der wir Colleges besichtigen wollten. Caseys Hausarrest konnte also nach zwei Wochen aufgehoben werden. Unterwegs konnten wir nicht viel anderes machen, als leere Drohungen auszustoßen und die Ahndung schlechten Benehmens auf später zu verschieben. Aller Wahrscheinlichkeit nach wurde alles vergessen oder übergangen, bis wir wieder zu Hause waren. Schließlich ist es ein Charakteristikum von erzieherischen Maßnahmen, dass sie nur wirksam sind, wenn sie auf der Stelle erfolgen, sozusagen als direkte Folge der bösen Tat. Ein Aufschub ist witzlos.

Casey war schon ganz aufgeregt wegen dieser Reise. Sie verbrachte Stunden um Stunden im Internet mit dem Sammeln von Informationen über ihre Traumcolleges und verglich sie mit dem, was ihre Freunde herausgefunden hatten. Sie war entzückt von den Bildern von Campus-Kapellen mit weißen Türmchen, die natürlich vor dem Hintergrund der Herbstlaubpracht des Indian Summer aufgenommen worden waren, und tauschte mit ihrer Freundin Roxanne in langen nächtlichen Chats Internatsgeschichten aus. Dabei war ihr nur selten bewusst, dass sie in ihrer frühen Kindheit selbst einmal in so einem Neuengland-Postkartenidyll gelebt hatte, damals in Simsbury in Connecticut.

Während der Reise herrschte ein fragiler Waffenstillstand. Wir fuhren in einem gemieteten Toyota durch die Bundesstaaten New York, Vermont und Massachusetts und besichtigten innerhalb von zwei Tagen fünf Colleges. Unterwegs stritten wir uns immer mal wieder über die richtige Straße, darüber, an welcher Campus-Besichtigungstour wir teilnehmen sollten, welchen Sender wir im Auto hören sollten, über Restaurants und Hotels. Nachdem wir wie drei nervöse Frettchen zwei Tage lang im Autokäfig eingeschlossen waren, kam mir die Abgabe des Mietwagens am Hertz-Schalter im John-F.-Kennedy-Flughafen wie eine Erlösung vor. Es dauerte nicht mehr lang, dann würde Casey in der Tat vollends in die Unabhängigkeit entlassen und wir konnten nur hoffen, dass sie uns dann nicht vollkommen vergaß.

SIEBZEHN

Caseys letztes Schuljahr an der Redwood High begann nach den Sommerferien im September 2007. Erika machte mir immer noch Vorwürfe, weil es ihrer Ansicht nach keine exemplarische Bestrafung nach Caseys Drogenskandal im Frühsommer gegeben hatte. Mit meiner Neigung, lieber einen häuslichen Waffenstillstand herbeizuführen, statt die Konfrontation anzuheizen, war sie nie so recht einverstanden. Aber inzwischen war einfach zu viel Zeit vergangen und in den Augen von Teenagern verjährten solche »Verbrechen« nicht erst nach Wochen oder Monaten, sondern bereits innerhalb weniger Tage. Außerdem konzentrierte sich Casey mittlerweile ungewohnt intensiv auf ihre Schulaufgaben und da wollten wir ihre Motivation lieber nicht untergraben.

Casey machte sich jetzt ernsthafte Sorgen, wie sich ihre bisherigen Nachlässigkeiten wie unentschuldigte Abwesenheit oder nicht erledigte Hausaufgaben auf ihren einstmals glänzenden Notenspiegel und dadurch wiederum auf ihre Aussichten fürs College auswirkten. Sie war jetzt entschlossen, ihren Notendurchschnitt auf Zwei und, wenn möglich, noch darüber zu heben, um bei den Bewerbungen um die College-Plätze auf jeden Fall im Rennen zu bleiben. Dafür hatte sie aber nur noch ein Halbjahr Zeit; danach wurden die Bewerbungen losgeschickt.

Die einzige Möglichkeit, den Notendurchschnitt in so kurzer Zeit anzuheben, bestand in der Teilnahme an Advanced-

Placement-Kursen, weil es dafür Extrapunkte gab. Sie schrieb sich in drei dieser Kurse ein und behauptete, damit keineswegs überfordert zu sein – im Gegenteil, sie sah es als willkommene Herausforderung. Aus der Vergangenheit wusste ich, dass ihr in der Tat am meisten gelang, wenn sie quasi mit dem Rücken zur Wand stand.

Im Lauf des Oktobers hatte sie dann einen konkreten Entschluss im Hinblick aufs College gefasst. Ihre diesbezügliche Ankündigung glich eher einer Proklamation als einer Bitte um Erlaubnis. Aber das war bezeichnend für sie.

Es geschah an einem Sonntagnachmittag, ein herrlicher Tag mitten im Indian Summer. Es war angenehm warm, keine Wolke stand am Himmel; Erika und ich saßen draußen auf der Terrasse. Dies war einer jener perfekten Tage, für die sich das Leben lohnt. Casey stieß mit großer Geste die Terrassentür auf und ließ sich demonstrativ und mit äußerst zufriedenem Gesichtsausdruck auf den Liegestuhl zwischen uns beiden fallen – ein für sie ganz typischer dramatischer Auftritt.

»Also, hört mal her, Leute«, begann sie im Stil eines Karussellbetreibers auf einem Volksfest, der die Massen auf sich aufmerksam machen will. Dabei bedurfte es normalerweise keiner besonderen Anstrengungen, dass wir ihr zuhörten, insbesondere, wenn sie gut aufgelegt war. »Ich habe jetzt meinen Plan fürs College ausgeheckt.« In Erwartung einer Reaktion hielt sie inne. Das war in der Regel schon der erste Schritt, Bestätigung und Zustimmung zu ergattern.

Ich hob die Augenbrauen. »Ach, tatsächlich? Lass mal hören!«

Sie trommelte mit beiden Händen auf die Lehnen des Liegestuhls. »Ich werde mich über das Frühbewerbungsverfahren Early Decisions in Bennington bewerben.«

Eine kluge Entscheidung, dachte ich. Bennington war ein renommiertes, allerdings auch teures College in Vermont mit einem künstlerischen Zweig. Das College lag gar nicht so weit weg von der Stadt in Connecticut, wo meine Mutter und meine Großmutter lebten. Meine Großmutter war inzwischen einhundertsechs Jahre alt und gesundheitlich angeschlagen; andererseits war davon schon seit Jahren die Rede und sie strafte alle Prognosen und Wahrscheinlichkeitsrechnungen Lügen. Ich schielte zu Erika hinüber, die mir etwas reserviert zu sein schien; wahrscheinlich passte es ihr nicht, dass Casey die Westküste verlassen wollte.

»Wow!«, sagte ich. »Und warum gerade Bennington?«

»Weil sie ein integriertes Programm haben mit Studium und gleichzeitig Praktika, was echt cool ist. Ich habe online mit Leuten Kontakt gehabt, die es klasse fanden, und ich bin mir ziemlich sicher, dass ich über Early Decisions dort angenommen werde.« Casey klang sehr zuversichtlich. Sie hatte gehört, dass sich Colleges bei Early-Decisions-Anwärtern eher flexibel zeigten, vorausgesetzt, die Bewerber blieben bei ihrer Entscheidung, wenn sie akzeptiert wurden.

Erika zeigte sich eher besorgt. »Was ist denn mit den Colleges hier an der Westküste, Casey?«

Diese bedachte ihre Mutter mit einem strafenden Blick. »Mom, je weiter ich von hier weg bin, desto besser.«

»Casey, das ist wirklich sehr gemein!« Erika zeigte ganz offen, wie verletzt sie war.

Ich versuchte, mich vorsichtig auf Erikas Seite zu schlagen. »Casey, hast du eine Ahnung, wie eisig und lang der Winter in Vermont ist?« Ihre bisherige Vorstellung von Winter waren Temperaturen um die null Grad und Sonnenschein wie in Lake Tahoe.

»Klar! Das ist doch echt cool!«

Erika ließ sich nicht abwimmeln. »Casey, ich mache mir nur Sorgen, was passiert, wenn du krank wirst.«

Casey sprang von ihrem Liegestuhl auf. »Mom, das ist doch Nonsens. Du weißt ganz genau, dass Colleges eine Krankenstation haben.« Sie stapfte zurück ins Haus.

Erika blickte mich verärgert an. »Warum bekomme ich von dir nie Unterstützung? Ich mache mir wirklich Sorgen um das Kind, wenn es so weit von zu Hause weg ist. Und im Übrigen entscheiden in den meisten anderen Familien die Eltern, auf welches College sie ihre Kinder schicken. Warum kann es bei uns nicht auch so sein?«

Ich machte ein erstauntes Gesicht – als ob wir bei Casey jemals das erreicht oder durchgesetzt hätten, was wir für richtig hielten! Wir mussten Casey einfach Casey sein lassen. Wenn sie sich einmal etwas vorgenommen hatte, dann hinderte sie nichts, ihr Ziel zu erreichen, und sie erlaubte im Übrigen auch niemandem, ihr dabei zu helfen. Es war ihr gelungen, eine eindrucksvolle Serie Einser und Zweier in ihren Advanced-Placement-Kursen zu erreichen; wie besessen arbeitete sie an den für die Zulassung verlangten Aufsätzen, mit denen sie auf jeden Fall glänzen wollte. Wenn sie sich Bennington in den Kopf gesetzt hatte, war es mir lieber, ihr die Chance zu geben, es aus eigener Kraft zu erreichen und damit ihrem Selbstbewusstsein einen Schub zu geben, statt ihr Knüppel in den Weg zu werfen.

Angesichts der Entschlossenheit, die Casey neuerdings an den Tag legte und mit der sie diese neue Phase in ihrem Leben ansteuerte, war es besser, nicht mehr auf ihren alten Sünden herumzureiten. Davon konnte ich auch Erika letztlich überzeugen.

Hauptsache war, dass sie es aufs College schaffte und damit außer Haus kam. Nicht zuletzt, damit auch wir endlich ein etwas entspannteres Leben führen konnten. Ich spürte es schon zum Greifen nahe.

An irgendeinem Wochentag im Oktober ließ ich mich mit einem Glas Wein abends vor dem Fernseher nieder, um mir die Lokalnachrichten anzusehen. Da kam Casey herein.

»Dad?«

»Ja, Casey?«

»Kann ich mal einen Moment mit dir reden?« Das war ungewöhnlich. Sie wollte irgendetwas. Wahrscheinlich Geld.

»Klar.« Ich wartete darauf, dass sie sich setzte.

»Nein, ich meinte dort.« Sie deutete auf mein Arbeitszimmer. Das hatte sie noch nie zuvor getan. Es bedeutete, dass sie mit mir unter vier Augen sprechen wollte. Ich folgte ihr.

Sie schloss die Tür und wir setzten uns hin. Sie hatte ein spitzbübisches Lächeln aufgesetzt. »Also, Dad. Neulich habe ich im ganzen Haus nach Ibuprofen-Tabletten gesucht und war dabei auch in eurem Badezimmer.« Sie hielt inne und ich wartete gespannt, was jetzt kam. »Dabei habe ich auch in deinem Necessaire nachgeschaut …«

Beim Stichwort »Necessaire« war mir klar, worum es ging: Sie hatte meinen kleinen Vorrat an Gras entdeckt. Meine Gedanken rasten so schnell durcheinander, dass ich nicht einmal mehr das Ende ihres Satzes richtig hörte.

Ich riss mich zusammen, um ruhig und gelassen zu wirken, aber wir beide wussten, was hier vor sich ging. Ein absoluter Albtraum: Mein eigenes Kind hatte mich ertappt. Nicht nur, dass ich als Vater und Erzieher ein ziemlicher Versager war, jetzt stand ich auch noch als der größte Heuchler aller Zeiten da. Toll gemacht, Dad. Ich saß in der Falle.

Ich konnte wohl nicht verhindern, dass ich ziemlich bleich

wurde. Am liebsten wäre ich vor Scham im Erdboden versunken, doch ich musste jetzt irgendetwas erwidern. »Okay, Casey, aber was willst du damit sagen?«

Sie genoss jeden einzelnen Moment. »Ich denke mir, das, was ich da gefunden habe, ist schon recht interessant, wenn ich an die Anti-Drogen-Kampagne denke, die du gegen mich geführt hast.«

Ich suchte nach einer vernünftigen Erklärung. »Casey, das ändert gar nichts an meiner Meinung über dich und dein Verhältnis zu Drogen. Du bist erst siebzehn und niemand weiß, wie sich Drogen auf deinen Körper und deine Gesundheit auswirken. Mom und ich müssen dafür sorgen, dass du in jeder Hinsicht auf der sicheren Seite bleibst, zumindest bis du erwachsen bist.«

»Dad, wie oft soll ich noch sagen, dass ich kein Junkie bin. Ich weiß schon, was ich tue. Wenn du mich wirklich kennen würdest, wüsstest du das.«

Autsch – der tat weh. »Casey, keiner hat behauptet, dass du ein Junkie seist. Aber du kannst doch sicherlich nachvollziehen, dass ich es nie und nimmer billigen könnte, dass du Drogen konsumierst. Als dein Vater würde ich doch völlig unverantwortlich handeln.«

Nun versuchte sie, mich zu erpressen. »Dad, wir müssen einen Kompromiss finden.«

»Nein, müssen wir nicht.«

»Dad, das ist einfach nicht fair.«

Verdammt. Ich wünschte mir, das hier wäre schon vorbei und man könnte so tun, als sei nichts geschehen. »Was schwebt dir denn unter einem Kompromiss so vor?«

»Ich will, dass ihr aufhört, mein Zimmer zu durchsuchen.«

Ich schürzte die Lippen und wippte auf meinem Bürostuhl vor und zurück. Erika würde mich in Grund und Boden verdammen, weil ich das mit ihr nicht vorab besprochen hatte und weil ich wieder einmal vor einer Siebzehnjährigen in die Knie gegangen war. Und sie würde sich vermutlich nicht davon abhalten lassen, weiterhin in Caseys Zimmer herumzuschnüffeln. Nach kurzer Überlegung sah ich Casey erschöpft an. »Geht in Ordnung.«

Casey lächelte äußerst zufrieden, als wir die Sitzung beendeten: Sieg auf der ganzen Linie.

ACHTZEHN

Caseys Online-Bewerbung für Bennington ging lang vor dem Abgabetermin im Oktober rechtzeitig raus. Jetzt hieß es abwarten. Die Entscheidung war für Mitte Dezember zu erwarten, also ungefähr drei Monate später.

Als ich mitbekam, wie etliche andere Jugendliche für die reguläre Bewerbungsprozedur, bei der man erst im Frühjahr Bescheid bekam, in mehreren Runden durch die Mühle gedreht wurden, wurde mir klar, warum sich Casey für Early Decisions entschieden hatte. Angesichts ihrer notorischen Ungeduld wollte sie sich die endlose Warterei bis zu dieser schicksalhaften Entscheidung ersparen. Dazu kannte sie sich selbst zu gut.

Vor diesem Hintergrund ständiger Anspannung herrschte dementsprechend dicke Luft im Haus. Für Casey stand noch nie so viel auf dem Spiel und sie hatte noch nie so viel zu verlieren gehabt, wenn sich nicht das gewünschte Ergebnis einstellte. Allein schon bei dem Gedanken an Caseys Reaktion im Falle einer Ablehnung bekam ich Albträume.

Obwohl sie immer wieder betonte, für alle Eventualitäten gewappnet zu sein, konnte ich mir nur zu gut vorstellen, wie sie bei einem negativen Bescheid in eine seelische Abwärtsspirale geriet, sich weinend und schreiend tagelang in ihrem Zimmer einschloss und sich weigerte, irgendetwas zu essen. Es war allerdings auch denkbar, dass sie nach außen hin cool blieb und die Ablehnung für sich behielt, aber dieses Gift sie innerlich auffraß.

Ab Anfang Dezember war Casey unserem Postboten ständig auf den Fersen und durchsuchte höchst gespannt sämtliche Sendungen wie Briefe, Rechnungen, Zeitschriften und Werbung nach einem Schreiben mit Absender Vermont.

Es kam nichts.

Eines Tages leerte ich unseren Briefkasten selbst, weil Casey gerade mit Igor unterwegs war. Und an diesem Tag war ein Brief vom Bennigton College dabei, allerdings war er ziemlich dünn. War das im Fall von Ablehnungen nicht so?

Mir rutschte das Herz in die Hose. Ich konnte die Vorstellung, wie sie den Umschlag aufriss, nur um zu erfahren, dass ihre Hoffnungen nicht erfüllt wurden, fast nicht ertragen. Ich ging in die Küche, wo Erika gerade herumwerkelte, und legte den kleinen Stapel mit der heutigen Post auf die Küchenzeile.

»Rat mal, was das ist?« Ich hielt den betreffenden Umschlag in die Höhe.

Erika drehte sich zu mir um. »Lieber Himmel! Das ist die Entscheidung!«

»Stimmt. Aber der Umschlag kommt mir verdächtig dünn vor. Ich glaube, das ist kein gutes Vorzeichen.« Ich hielt ihn gegen das Licht, konnte aber nichts entziffern.

Erika zog die Augenbrauen zusammen. »Sag doch so was nicht. Woher willst du das denn wissen?« Sie nahm mir den Umschlag aus der Hand und wendete ihn hin und her, aber sie konnte natürlich genauso wenig erkennen.

Während wir uns den ominösen Umschlag noch hin und her reichten, kam Casey mit Igor im Schlepptau zur Tür hereingeplatzt; beide hechelten noch. Ich hielt den Umschlag sofort hoch, damit Casey erkennen konnte, dass er angekommen war. Ihr blieb der Mund offen stehen, dann schnappte sie ihn.

Der Augenblick der Wahrheit war gekommen.

»Vorsicht, Casey, du musst ihn nicht gleich zerreißen«, mahnte Erika. Wir standen eng beisammen; jeder wollte einen Blick draufwerfen. Casey schlitzte den Umschlag auf, ließ ihn zu Boden fallen und entfaltete das Schreiben. Ein breites Lächeln zeichnete sich auf ihrem Gesicht ab, als sie mit ihrer hohen Stimme laut vorlas:

»Liebe Casey,

herzlichen Glückwunsch! Es ist mir eine Freude, Ihnen im Namen der Studenten, der Fakultät und sämtlicher Mitarbeiter einen Platz am Bennington College anbieten zu können.«

Sie warf den Brief in die Luft und ließ einen lauten Freudenschrei los. Nun fielen wir uns alle in die Arme, klatschten uns gegenseitig ab und jauchzten vor Freude. Ich hatte Casey noch nie so glücklich und im Einklang mit sich selbst erlebt. Sie hatte es sich wirklich verdient. Ihr Wunsch ging in Erfüllung – sie kam an ihre Traumschule. Erika und ich waren über die Maßen stolz und gönnten es ihr von Herzen.

Ein ganz neuer, aufregender Lebensabschnitt sollte nun beginnen.

Seitdem der Druck der College-Bewerbung von uns genommen war, gingen wir alles ganz locker an. Casey strich praktisch jeden einzelnen Tag im Kalender durch, bis es so weit war.

Im Mai würde sie achtzehn. Bis dahin waren es also weniger als fünf Monate und im August ging es ab nach Vermont. Sie verpasste selten eine Gelegenheit, uns daran zu erinnern; gleichzeitig hatte sie offenbar kein Problem damit, die Tatsache zu ignorieren, dass wir auch in den kommenden vier Jahren für ihren Lebensunterhalt aufkommen würden – oder sie dachte einfach nicht darüber nach. Wir waren also noch nicht ganz von der Bildfläche verschwunden.

Schon bald nach dem Empfang der Bestätigung aus Bennington kam meine Mutter aus Connecticut geflogen, um die Weihnachtszeit mit uns zu verbringen. Casey und meine Mom hatten ein sehr gutes, inniges Verhältnis zueinander. Meine Mom war für ihre einzige Enkelin die perfekte liebevolle Großmutter; in Moms Augen war alles, was Casey tat, »süß«. Und ich hatte daran nichts auszusetzen, solange diese Konstellation dafür sorgte, dass alles ruhig und friedlich ablief. Wir unternahmen einen zweitägigen Ausflug ins idyllische Künstlerstädtchen Mendocino nördlich von San Francisco, wo wir in einem hübschen kleinen Hotel am Meer übernachteten, und besuchten auf der Rückfahrt ein Weingut im benachbarten Anderson Valley. In San Francisco erkundeten wir mit Mom Chinatown und gingen dort im Dim Sum essen, und dann verbrachten wir zu Hause gemeinsam die Weihnachtsfeiertage. Angesichts des Geschenks meiner Mutter wäre Casey beinahe in Ohnmacht gefallen – ein iPhone!

Kurz nach Weihnachten flog meine Mutter zurück nach Hause. Erika hatte sich für eine Veränderung entschieden; mit dem Jahreswechsel fing sie nach sechzehn Jahren als Hausfrau und Mutter nun einen Job als Heilpraktikerin an. Ansonsten verlief der Januar zunächst geruhsam – bis zu jenem fatalen Morgen nach dem langen Wochenende wegen des Martin-Luther-King-Feiertags. Der Januar bescherte uns den üblichen grauen Winterhimmel samt den zur Jahreszeit gehörenden Schauern, die auf die Bay Area niederprasselten. Wir waren froh, wenn wir zu Hause bleiben und es uns gemütlich machen konnten.

Ein paar von Caseys Freunden hatten eine Bluegrass-Band namens Itchy Mountain Men begründet. Und sie hatten durchaus auch ein bisschen Erfolg damit; hatten Konzertauftritte, spielten im Radio und produzierten sogar eine CD. Casey betrachtete sich als Groupie.

Die Band gab ein Konzert in der Old St. Hilary's Church in Tiburon. Dieses Holzkirchlein war 1888 erbaut worden, ein Jahrhundert bevor die Halbinsel in der San Francisco Bay mit Millionärsvillen bebaut wurde. Es handelte sich eher um eine typisch ländlich-amerikanische Kapelle in schlichtestem neogotischem Stil für eine Gemeinde von etwa hundert Personen.

Das Konzert fand an einem Samstagabend im Januar statt. Casey beschäftigte sich fast den ganzen Nachmittag wie eine Wahnsinnige mit der Frage, wie sie sich für dieses besondere Ereignis am besten aufbrezelte. In ihrem Zimmer lagen die verschiedensten Outfits über den ganzen Fußboden verstreut. Mehrmals bat sie Erika, die mit einer Virusgrippe zu kämpfen hatte, um Rat und Hilfe, nur um sie jedes Mal Sekunden später wieder zu verbannen, weil es ihr noch nicht gelungen war, Caseys Aussehen den »ultimativen Kick« zu verpassen. Zwischendurch wollte Casey alles abblasen, verschwand tränenüberströmt in ihrem Zimmer, riss sich dann aber wieder zusammen.

Das Konzert sollte um neun Uhr abends beginnen. Verabredet war, dass sie um halb neun von ihren Freundinnen abgeholt wurde. Um Viertel nach acht endlich brachte Casey in fieberhafter Hektik Haare und Make-up auf Vordermann und entschied sich nun für das dritte Outfit, das gleichzeitig das erste war – das bekannte tomatenrote und teilweise gequiltete Kapuzenjäckchen, hautenge Jeans und Wildlederstiefeletten sowie einen Hauch Parfum.

Um fünf vor halb waren Caseys Tränen verebbt. Sie stand fix und fertig vor der Hauseingangstür und wartete auf ihre Abholer. Dann, völlig unverhofft, platzte sie heraus: »He, Leute, ihr solltet mitkommen!«

Wir waren völlig verblüfft. Seit so langer Zeit hatte Casey bei jeder sich bietenden Gelegenheit geradezu darum gekämpft, möglichst viel Distanz zwischen sich und uns zu legen. Erika war auf jeden Fall zu krank, sie konnte das Haus unmöglich verlassen. Ich freute mich riesig über diese »Einladung«, aber was sah das Protokoll nun vor? Sollte ich dann so tun, als ob wir uns nicht kannten?

»Dad, du musst selbst mit dem Wagen fahren.«

Ich war dennoch glücklich über diese Einladung. »Aber klar, Schätzchen.«

Old St. Hilary's war bis auf den letzten Platz besetzt, als wir eintrafen. Allein die Körperwärme all dieser Menschen sorgte in dieser kalten Januarnacht für genügend Hitze. Die Luft in der Kirche war bereits stickig und sie schwirrte von Lärm und aufgeregten Gesprächen, als ich mir langsam einen Weg zu den hinteren Reihen der Kirchenbänke bahnte, wo ich noch auf einen Sitzplatz hoffte. In der Menge sah ich viele vertraute Gesichter, sowohl aus unserer Kirchengemeinde als auch von den verschiedenen Schulen, die Casey besucht hatte; teilweise reichten die Bekanntschaften zurück bis in ihre Kindergartenzeit.

Ich fand einen Platz, von wo ich sowohl die Bühne sehen und über die Köpfe der Leute vor mir vielleicht einen Blick auf Casey erhaschen konnte. Ich entdeckte sie auf dem Fußboden unmittelbar vor der Bühne zusammen mit ihren Freundinnen, wie sie sich aufgeregt unterhielten und lachten. Es war wirklich herzerwärmend, sie so glücklich und gelöst zu sehen. Doch da ich nicht wollte, dass sie mich sah, duckte ich mich wieder. Ich wollte sie vor ihren Freundinnen nicht in Verlegenheit bringen. Ein bisschen verdeckt von den Leuten vor mir konnte ich sie aber weiter beobachten und ich sah, wie sie die Unterhaltung unterbrach, sich umdrehte und, den Kopf hin und her drehend, in meine Richtung spähte. Endlich hatte sie mich in der Zuschauermenge entdeckt und ihre Miene hellte sich auf. Sie sah keineswegs weg, im Gegenteil: Sie winkte heftig mit dem Arm zu mir herüber! Ich muss mich wie ein liebeskranker Jüngling nach einem Zeichen ihrer Zuneigung gesehnt haben, denn das Einzige, woran ich denken konnte, das Einzige, was ich hoffte, war, dass sie mich erkannte. Für ein paar Augenblicke standen in komprimierter Form all die Momente des Streits, die verletzenden Worte, die hässlichen Szenen, die Tränen, das ständige Bangen vor meinem geistigen Auge. Aber alles, was sie tun musste, war diese Geste der Anerkennung meiner Person als ihr Vater vor all diesen Leuten – und alles war vergeben und vergessen.

Sie würde ihren Weg machen.

Ich fühlte mich als der glücklichste Mensch der Welt.

NEUNZEHN

In den Tagen nach jenem entsetzlichen Januarmorgen 2008, nur wenige Wochen nach dem Konzertabend in Old St. Hilary's, beschäftigte mich nur eine einzige Frage:

Warum?

Ich trieb wie gelähmt durch die anschließenden Tage und konnte beim Zubettgehen an nichts anderes denken. Ich quälte mich mit Schuldgefühlen und versank in niederschmetternder Trauer. Als ob sich das Gehirn durch Verleugnung der Realität selbst schützen wollte, stellte ich mir zeitweilig vor, dass alles nur ein böser Traum sei. Wenn ich aufwachte und nachsah, würde ich Casey schlafend in ihrem Zimmer finden. Wenn ich dann wieder in der Wirklichkeit ankam, spürte ich den Schmerz der Trauer umso mehr wie einen Stich im Herzen.

Bereits nach zwei Tagen gab die Küstenwache die Suche nach Caseys Leichnam auf. Sie begründeten es mit den Strömungen zwischen der Bay und dem offenen Meer, die zu stark und unberechenbar seien. So wurde die See zu Caseys Grab.

Mir war übel vor Schmerz und Trauer, als ich den Text für ihren Nachruf verfasste.

Wie in einer Endlosschleife durchlebte und analysierte ich immer wieder das Wochenende unmittelbar vor Caseys Tod. Erika und ich hatten wieder einmal eine der üblichen Auseinandersetzungen mit ihr, die sich an einem vergleichsweise banalen Anlass entzündet hatte: eine freche Bemerkung von ihr oder die

Weigerung, irgendwelche Sachen wegzuräumen. Ich kann mich gar nicht mehr genau daran erinnern. Der Streit geriet schnell außer Kontrolle. Der Höhepunkt war erreicht, als Casey uns als »Arschlöcher« und »Scheißvolk« beschimpfte. Sie drohte damit, wegzulaufen und lieber als Obdachlose auf der Straße zu leben.

Und was war meine Reaktion? Ich pflanzte mich unmittelbar vor ihr auf und brüllte ihr »Na gut. Dann tu's doch!« ins Gesicht wie ein Feldwebel. Dann stürmte ich aus ihrem Zimmer und knallte die Tür hinter mir zu, während sie drinnen heulend zusammenbrach.

Später am Abend durchquerte ich auf dem Weg zum Schlafengehen noch einmal das Wohnzimmer. Da saß sie mit untergeschlagenen Beinen auf dem Sofa vor dem Fernseher; ihre Augen waren vom vielen Weinen rot unterlaufen und angeschwollen. Wir tauschten eisige Blicke.

Das war das letzte Mal, dass ich sie gesehen habe. Diese hässliche Auseinandersetzung hallte unaufhörlich in mir wider.

Wenn ich sie nicht so angeschrien hätte, wäre sie vielleicht nicht so vollkommen ausgerastet.

Wenn ich sie auf meinem Weg ins Schlafzimmer nicht ignoriert, sondern lieber gründlich nachgedacht hätte, hätte ich meine harten Worte wieder zurückgenommen und gesagt, dass alles nicht so gemeint war.

Wenn ich am nächsten Morgen in der Frühe nicht ein Stündchen weitergeschlafen hätte, wäre ich früher in ihrem Zimmer gewesen, hätte den Zettel gesehen und die Polizei womöglich noch rechtzeitig benachrichtigen können.

Aber nichts von alledem war geschehen.

Seit Casey auf die Grundschule ging, gab es solche Auseinandersetzungen, bei denen die Fetzen flogen, aber niemals waren sie in eine solche Katastrophe gemündet. Üblicherweise verzog sie sich in ihr Zimmer. An diesem Wochenende gab es keinerlei Anzeichen, die einen Hinweis darauf hätten geben können, weshalb sie plötzlich von »Wut auf Dad« zu Selbstmord umschaltete.

Einige Menschen aus unserem Umfeld meinten, dass bei Caseys Selbstmordentschluss Drogen eine Rolle gespielt haben könnten. Erika und ich bezweifelten das. Trotz all der endlosen und heftigen Streitereien haben wir sie nie zugekifft oder so betrunken gesehen, dass sie nicht mehr wusste, was sie tat, und es bestand nie ein Anlass, eine Rehabilitation ernsthaft zu erwägen. Sie nahm zu der Zeit keinerlei Medikamente und an diesem langen Wochenende war sie an dem eigentlichen Feiertag, dem Montag, abends auch nicht ausgegangen. Und am Dienstagmorgen war sie offenbar in der Lage gewesen, den Saab problemlos zur Brücke zu fahren. Auf den letzten Videoaufnahmen, die von ihr gemacht wurden, konnte man sehen, wie sie eine Zigarette rauchte und dann Richtung Fußgängerweg losjoggte. Ich kann mir nicht vorstellen, dass das jemand macht, der mit Drogen vollgepumpt ist. Auch das mehr als zwei Meter hohe Geländer hat sie mühelos erklommen und laut Polizeibericht stand sie noch zehn bis fünfzehn Sekunden da, bevor sie den Schritt in den Tod machte. Was mochte ihr in diesen entscheidenden Sekunden durch den Kopf gegangen sein, bevor sie die fatale Entscheidung traf?

Caseys Freunde waren genauso erschüttert wie wir. An dem Gedenkgottesdienst in der St. Stephen's Church in Belvedere, zu dem erstaunlich viele Menschen gekommen waren, schloss sich ein Empfang im Gemeindesaal an. Es war für alle Beteiligten sehr schwer; viele Eltern, die wir kannten, rangen nach den passenden Worten. Nach einiger Zeit kam es mir so vor, als befänden Erika und ich uns hinter einer Glaswand. Was konnte man an den Mienen dieser Leute ablesen? Mitleid, echtes Mitgefühl, bei manchen eine gewisse Herablassung, bei anderen das reine Entsetzen. Schwer zu sagen. Vielleicht war der Freitod eines Kindes für die meisten Menschen eine Angelegenheit, die zu toxisch war, um sich damit zu befassen. Eine Art Ansteckungsgefahr überlagerte alles wie eine gespenstische Bedrohung.

Während sich die Erwachsenen allmählich zurückzogen, scharten sich Caseys Freunde um uns. Caseys Tod hatte tiefe Spuren in ihren Gesichtern hinterlassen. Wir hatten den Eindruck, als erwarteten sie irgendetwas von uns. Vielleicht wollten sie mit uns reden.

»Hat denn jemand irgendeine Ahnung, warum sie das getan hat?«, fragte ich in die Runde. Sie schüttelten alle die Köpfe.

Wie konnte es sein, dass sie keinen ihre engsten Freunde eingeweiht hatte? »Ich verstehe es einfach nicht. Das College, das ihr so viel Freiheit gegeben hätte, war doch zum Greifen nahe. Ich dachte immer, das sei ihr Ziel.«

Alle schauten traurig und verlegen auf den Boden, nur ihr Freund Julian sagte: »Ich glaube gar nicht, dass Casey wirklich die Absicht hatte, nach Bennington zu gehen.«

Erika und ich schauten einander überrascht an. »Wie kommst du darauf?«, fragte ich.

»Schwer zu sagen«, antwortete er. »Ich glaube, sie wollte lediglich sich selbst und allen anderen beweisen, dass sie es schaffen konnte, angenommen zu werden.«

Das war ein interessanter Aspekt. Aber wie kann es sein, dass ein Mensch alles bekommt, was er will, und es dann wegwirft?

Nach der Gedenkfeier erfuhren wir, dass Casey in jener Nacht von Montag auf Dienstag noch sehr spät mit zwei ihrer Freundinnen aus Kindheitstagen gechattet hatte, mit Carly und Maryse.

Casey und Carly waren beide sehr unentschlossene Menschen, die lange zögerten und Dinge gern vor sich herschoben; sie jammerten bereits über Abgabetermine für Hausaufgaben oder sonstige Schulprojekte, bevor sie überhaupt damit angefangen haben. Später in dem Chat lag der Schwerpunkt der Unterhaltung mit Maryse darauf, wie sehr ihnen die ganze Schule zum Hals heraushing und dass sie sich in den Ferien im Februar unbedingt treffen wollten.

Es hatte wie ein ganz normaler Chat am späten Abend begonnen, der dann eine unvorhergesehene Wendung nahm. Casey erwähnte, wie gut sie es doch hätten, dass sie in Marin County lebten, wo sie auch aufgewachsen waren. Dann wollte sie von Maryse wissen, ob sie an Wiedergeburt glaubte; von sich selbst behauptete Casey, dass sie als »etwas ganz Abscheuliches« reinkarniert würde. Sechs Stunden später war Casey tot.

Auf ihrem Laptop, den Erika und ich ihr zum sechzehnten Geburtstag gebraucht überlassen hatten, versuchte ich, weitere Hinweise nach dem Wieso zu finden. Die meisten Dateien waren einfach Hausaufgaben – darunter ein Aufsatz über einen Jungen namens Andrew, den sie »Andrew ist ein langweiliger Ficker« übertitelt hatte, ein bisschen Recherche- und Informationsmaterial, das sie für einen Geschichtskurs aus dem Internet gezogen hatte, die Zusammenfassung eines Buches über die amerikanische Depressionszeit der 1930er-Jahre, das sie von mir geliehen hatte, den Essay über den Eiffelturm, den ich für sie durchgesehen und korrigiert hatte, den sie angeblich gelöscht und dessen Ausdruck sie zerrissen und anschließend wieder zusammengeklebt hatte. Wirklich persönliche Dinge wie etwa ein Tagebuch, Briefe oder Fotos fanden sich so gut wie nicht. Als ob sie bewusst dafür gesorgt hätte, alles zu entfernen, was uns hätte helfen können, sie zu verstehen. Irgendwelche Spuren ihres Inneren, ihres Gefühlslebens waren jedenfalls kaum zu entdecken.

Ich verwendete das Passwort einer ihrer Freundinnen, um auf ihre Facebook-Seite zu kommen, die sicher nie für meine Augen bestimmt war:

»Über mich: Verhält sich widersprüchlich. Umarmt Bäume. Kann dich mit Sarkasmus niedermachen.«

Casey verfügte in der Tat über beißenden Witz. Sie verstand es meisterhaft und sehr geistesgegenwärtig, treffende Bemerkungen zu machen, die ätzend sein konnten, und Kommentare abzugeben, bei denen einem das Lachen im Halse stecken blieb.

»Interessen: Männer.«

Weder in der Mittelstufe noch jemals danach hatten wir den Eindruck, dass sie eine Beziehung zu einem Jungen haben könnte, und unseres Wissens hatte sie auch nie eine sexuelle Erfahrung gemacht, die vielleicht weiter ging als ein Kuss. Angesichts der Tatsache, dass sie wirklich ein schönes Mädchen war, haben wir uns darüber immer gewundert.

»Religiöse Einstellung: Atheistin ohne die damit verbundenen negativen Assoziationen.«

Casey glaubte nicht, dass es einen Gott gab, der über sie wachte.

Ich war erstaunt, als ich Dutzende Aufnahmen von Casey, die ich nie gesehen hatte, in der Foto-Galerie fand. Hier sahen wir Casey herumalbern, tanzen, rauchen, Bier trinken – bei einer Party, von der wir offenbar nichts wissen sollten. Auf einem anderen Bild saß sie in einem ärmellosen schwarzen Kleidchen und mit Flip-Flops auf einer üppigen grünen Wiese; die dunkelgrüne Farbe des dichten Grases bildete einen starken Kontrast zu dem Rotblond ihrer Haare und ihrer hellen Haut.

Eine Bilderserie zeigt sie, wie sie durch die mit Graffiti übersäten Überreste von Bunkern aus dem Zweiten Weltkrieg an der Küste von Marin County streifte. Das erinnerte mich an meine eigene Jugend, als wir auf Friedhöfen und in aufgelassenen Gebäuden nach schrägen Fotomotiven suchten.

Es gab Fotos von Casey im kurzärmligen violetten Kleid, auf denen sie in nachdenklicher Pose über eine aufgegebene Baustelle läuft, wo offensichtlich eine kitschige Villa in Belvedere errichtet werden sollte. Im Hintergrund konnte man die markanten Brückenpfeiler der Golden Gate erkennen.

In die Facebook-Chronik hatten sie und ihre Freunde Mitteilungen gepinnt über ihre Schulaufgaben, Pläne fürs Wochenende, Leute, die sie nicht leiden konnten, ihre schrecklichen Eltern, dazu etwas über Marihuana sowie allerlei Blödsinn.

Ich drückte auf die Funktion, mit der ich Caseys Antworten auf die Posts ihrer Freunde lesen konnte:

»Ich komme mit meiner Mutter ÜBERHAUPT NICHT zurecht. Wir sind uns sehr ähnlich und völlig gegensätzlich. Ich kann mich nicht entscheiden, was von beidem.«

Auch ich hatte mir oft gedacht, dass einer der Hauptgründe für die ständigen Reibereien zwischen Casey und Erika dairn lag, dass sie einander so ähnlich waren: stur und streitsüchtig.

»Am 26. sind meine Eltern nicht zu Hause. Mann, dann könntest du herkommen und Zigaretten rauchen.«

Das bezog sich auf den Tag nach Weihnachten, als Erika und ich für zwei Tage einschließlich einer Übernachtung verreisten. Damals hatte sie um Erlaubnis gefragt, ob sie an dem Abend »einige wenige« Freunde einladen dürfe.

»Kann sein, dass sie mich aus dem Haus rausschmeißen, sobald ich 18 bin. Mein Geheule finden sie unausstehlich.«

Wussten ihre Freunde von ihren Tobsuchtsanfällen?

Ein Tipp von Caseys Freundin Roxanne führte uns an eine eher versteckte Stelle im Internet, zu einem sozialen Netzwerk aus der Ära vor Facebook, wo wir sehr anrührende tagebuchartige Einträge fanden, die bis ins Jahr 2005 zurückgingen, als Casey vierzehn war.

Februar 2005: »Ich habe das Gefühl, dass mein Körper wie ein großer, gutartiger Tumor ist. Vielleicht hab ich deswegen so einen Horror vor Beziehungen.«

April 2007: »Ich lasse niemanden wirklich an mich ran. Ich wünsche mir jemanden, der mich festhält, jemanden, der mir sagt, dass er mich lieb hat mit all meinen Unzulänglichkeiten. Ich hab einfach zu viele Fehler.«

Oktober 2007, vier Monate vor ihrem Selbstmord: »Mittlerweile habe ich fünf Jahre einfach so verplempert. Fünf beschissene Jahre. Hast du toll hingekriegt, Casey, wirklich klasse gemacht. Was soll ich denn in meine College-Bewerbung reinschreiben? ›Sehr viel Erfahrung, mich selbst langsam umzubringen‹?«

Es gab noch mehr in dieser Art.

Unzählige Male hatte Casey uns bei ihren Wutausbrüchen mit ihren gehässigen Worten, ihren Kraftausdrücken und Beleidigungen angegiftet. Das waren Aufschreie eines widerborstigen Teenagers, mit denen sie uns aufrütteln wollte. Diese Online-Tagebucheinträge waren das Persönlichste, was ich je von ihr gehört hatte. Als ich sie las, lief mir ein Schauder den Rücken hinunter.

Erika behielt Caseys iPhone meistens in Reichweite, sodass sie ihre Stimme auf dem Anrufbeantworter hören konnte: »Bitte hinterlassen Sie eine Nachricht für … Quaesy.«

Am Valentinstag, zwei Wochen nachdem Casey gestorben war, kauten wir in der Küche lustlos an einem Nudelgericht herum, als Caseys Telefon plötzlich den Eingang einer Nachricht signalisierte. Erika griff danach; ihre Hände zitterten, als sie draufschaute. Ein Mädchen namens Rose hatte eine Textfolge geschickt.

»Casey, bist du da?«

»Casey, alles okay?«

»Casey, was ist los? Isabel und ich machen uns schon Sorgen wegen dir.«

»Ich werde ihr antworten.« Erika tippte den Text mit der Tastatur auf dem Bildschirm ein. »Ich habe keine Ahnung, wer sie ist, aber offensichtlich weiß sie nicht, was passiert ist.«

Sekunden später ertönte aus dem Smartphone Caseys Gangsterrap-Klingelton. Erika nahm das Gespräch an. »Hallo?«

Ihre Miene wirkte zuerst neugierig, aber dann wurde ihr Gesichtsausdruck sehr schnell ernst. Sie schlug die Hand vor den Mund und verließ rasch die Küche. Etwa nach einer halben Stunde kehrte sie zurück und legte das Gerät wieder auf die Anrichte. Sie war aschfahl und wirkte ganz entsetzt.

»Honey, was ist passiert?«, fragte ich.

Erika erzählte, Rose sei eine Schülerin in einem Internat in Michigan und kenne Casey seit der Mittelstufe auch nur durch ein Internet-Forum, wo sich die Teilnehmerinnen offen und anonym über Depressionen, Drogenmissbrauch, Essstörungen, Ritzen und Selbstmordabsichten austauschten. Der Teilnehmerkreis, der sich hier regelmäßig traf, reichte bis nach Texas, Pennsylvania, Großbritannien, Norwegen und Brasilien.

Rose hatte berichtet, dass viele dieser Mädchen sich von ihren Eltern entfremdet, vereinsamt und missverstanden fühlten, manche mit selbstzerstörerischen Zügen. Nur in der geschützten Anonymität dieses Internet-Forums hatte sich Casey über den Kampf mit ihren Dämonen und ihrer Verzweiflung geäußert.

So erfuhren wir durch Rose zum ersten Mal, dass Casey bereits am späten Abend des 27. Januar mit dem Saab zur Golden Gate Bridge gefahren war, offenbar auch schon mit dem festen Vorsatz, zu springen. Das war der Sonntag, der Tag, bevor sie dann tatsächlich Selbstmord beging.

Es kam mir vor wie ein Schlag ins Gesicht, als ich das hörte. Ich war entsetzt, wie die Geschichte weiterging. Die Vorstellung, dass alles auch ganz anders hätte laufen können, war schrecklich.

Nach dem, was Erika berichtete und was sie wiederum von dem Mädchen gehört hatte, konnte ich nur zu gut nachvollziehen, wie jener erste Abend an der Brücke abgelaufen war: Wie Casey den Wagen auf dem stadteinwärts gelegenen Parkplatz Dillingham des Highway 101 abstellte. Von dort aus lief sie die ausgetretene Holztreppe zu dem Fußgängerweg unter der Brücke hinunter, wo man auch auf die Seite der stadtauswärts führenden Fahrbahnen gelangen konnte; von dort hatte man einen schönen Blick auf die Innenstadt von San Francisco und die Bay. Selbst spät am Sonntagabend herrschte auf der Brücke so viel Verkehr, dass man das klackernde Dröhnen, das Brrapp-Brrapp von der Straße oben hörte, wenn die Autos über die schmalen Lücken zwischen den Fahrbahnsegmenten rollten. Dann stieg sie die Treppen zum Aussichtsparkplatz Vista Point hinauf, der tagsüber auch von Touristenbussen angefahren wird, und zündete sich eine Camel Light an, wie in der darauffolgenden Nacht zum Dienstag auch. Danach ging sie weiter zu dem Fußgängerweg, der auf die Brücke führte.

Auf einem Warnschild, das hier angebracht war, stand:

Falls Sie etwas Ungewöhnliches bemerken – melden Sie es sofort!

Auf einem blauen Schild über einem leuchtend gelben Notfalltelefon mit einer Schallschutzhaube stand:

Notfall-Telefon. Es gibt immer eine Hoffnung. Ruf an! Ein Sprung von der Brücke endet tödlich.

Doch von diesen Warnhinweisen ließ sich Casey nicht aufhalten. Aber die fast zwei Meter hohe Stahltür am Anfang des Fußgängerweges hatte sich um neun Uhr abends automatisch geschlossen und würde erst um fünf Uhr in der Frühe wieder geöffnet. Daher ging Casey wieder zum Saab zurück und fuhr nach Hause.

Zutiefst erschüttert fragte ich Erika: »Woher weiß Rose das alles?«

»Sie sagt, Casey habe das alles auf dem Messageboard hinterlassen, nachdem sie wieder zu Hause war.« Erika hielt mir Caseys iPhone vor die Nase, damit ich Caseys Zeilen, die Rose geschickt hatte, selbst lesen konnte:

Das hat mir voll Angst eingejagt, vergangene Nacht. Es stand auf Messers Schneide zwischen Leben und Tod.

Ich bin mir nicht sicher, ob das die richtige Entscheidung ist. Ich habe von allem einfach die Schnauze so voll, alles kotzt mich an.

Ich kann nur hoffen, dass ich so was nie wieder tue.

Ich blickte auf die Worte, als wären sie von einem ganz fremden Menschen geschrieben.

Früher war ich immer davon ausgegangen, dass man einen Menschen, der sich vorgenommen hat, sich das Leben zu nehmen, nicht mehr aufhalten kann. Inzwischen weiß ich, dass Selbstmord oft spontan geschieht – es ist ein Impuls, der auch wieder verebben kann. Wenn dieser Impuls vorübergeht und der Mensch die Möglichkeit hat, noch einmal darüber nachzudenken, dann bestehen gute Aussichten, dass er oder sie es nie wieder versucht.

Aber Casey hat es noch einmal versucht. Weniger als sechsunddreißig Stunden nachdem sie diese Zeilen geschrieben hat, ist sie noch einmal hingefahren. Ihr Entschluss zu springen, ihre Verzweiflung waren alles andere als spontan. Es saß viel tiefer

ZWANZIG

Drei Jahre nach dem tragischen Ereignis verfolgt es mich immer noch und bestimmt mein Leben. Ich verlor meinen Job, als 2009 in der Folge der Finanzkrise meine Abteilung bei der Wells Fargo Bank dichtgemacht wurde. Aber das interessierte mich damals schon gar nicht mehr – und eigentlich interessierte mich auch sonst wenig. In dieser Zeit fing ich an, Caseys Geschichte aufzuschreiben, um sie vielleicht zu veröffentlichen, obwohl ich noch nie ein Buch verfasst hatte. Im Frühjahr 2011 saß ich wieder in der psychiatrischen Praxis von Dr. Palmer, um zu erfahren, welches Bild er sich von Casey gemacht hatte.

Dr. Palmer war im Umgang herzlich, aber als es zur Sache ging, gab er sich distanziert. Mir kam es so vor, als sprächen wir über einen x-beliebigen Patienten und nicht über einen Menschen, der Selbstmord begangen hat. Ich wollte von ihm wissen, woran er sich im Hinblick auf Casey gut erinnerte, irgendetwas, das ihm besonders aufgefallen war. Er blätterte in seinen Unterlagen, um sein Gedächtnis wieder auf Trab zu bringen, schließlich war die Behandlung inzwischen vier Jahre her. Plötzlich wurde sein Gesichtsausdruck lebhafter.

»Also am meisten beeindruckt war ich von ihrer bestechenden Intelligenz. Wirklich ein sehr kluges Kind.«

Ich nickte angesichts dieser unerwartet positiven Beurteilung. Eine bestechende Intelligenz.

Dann vertiefte er sich wieder in seine Aufzeichnungen. »Ich

erinnere mich, dass ich sie fragte, wie sie ihr Leben fand, als sie etwa neun Jahre alt war.«

Er erklärte mir, dies sei nach seiner Erfahrung der glücklichste Abschnitt der Kindheit, bevor der Lerndruck in der Mittelstufe und in der Highschool einsetzt, dazu die üblichen Herausforderungen, die die Pubertät mit sich bringt. »Und sie antwortete mir, dass sie damals glücklich und zufrieden war. Sie hatte eine Menge Freunde, spielte gern Fußball und Videospiele und sie konnte sich sogar daran erinnern, lebhafte Träume gehabt zu haben.« Er hielt inne und schaute auf seine Aufzeichnungen. »Sie sagte mir, das sei eine schöne Zeit gewesen.«

Bei dem Gedanken daran, wie Casey genau in diesem Raum jenem älteren Herrn mit seinem professoralen Gehabe und seinem Bart gegenübersaß und ihm von einer schönen Zeit in ihrem Leben erzählte, hob sich auch meine Stimmung wieder ein wenig. Es tat sehr gut, zu hören, dass wir auch das eine oder andere richtig gemacht hatten. Ihr Leben war also nicht nur eine Abfolge schrecklicher Tage.

»Das ist schön, zu hören«, erwiderte ich. »Hat sie auch etwas über ihre Zeit in der Highschool gesagt?«

»Sie gab an, leicht reizbar zu sein und dass sie oft Schlafstörungen habe.« Vielleicht hatte er meinen betroffenen Gesichtsausdruck bemerkt, denn er fügte hinzu: »Dieser Zustand gefiel ihr keineswegs, sie wollte gar nicht so gereizt oder verärgert erscheinen, und sie hat bestimmt nicht Sie oder Ihre Frau dafür verantwortlich gemacht.«

Auch das war eine angenehme Überraschung. »Tatsächlich? Das hat sie gesagt?«, hakte ich nach. »Ich dachte immer, alles sei nur unsere Schuld.«

»Sie war wirklich nicht glücklich damit, dass es im Verhältnis zwischen Ihnen so viele Reibereien gab.« Dr. Palmer sah mich an. »Sie konnte es selbst nicht leiden, wenn sie derartig die Beherrschung verlor, ja, sie war geradezu entsetzt über ihr eigenes Verhalten.«

Ich schaute zu Boden und überlegte, welche Fragen ich noch an Dr. Palmer stellen könnte, und er blätterte wieder in seinen Notizen hin und her.

»Auf jeden Fall habe ich sie mehrmals gefragt, ob sie irgendwelche Gedanken an Selbstmord hege, und sie hat mir glaubwürdig versichert, das sei nicht der Fall.« Darüber hinaus berichtete Dr. Palmer noch, dass sie ihm versichert habe, keine Drogen zu nehmen, auch von Ritzen oder absichtlich herbeigeführtem Erbrechen wollte sie nichts wissen. Ich lächelte in mich hinein. Casey war nicht der Typ, der sein Herz auf der Zunge trägt, schon gar nicht gegenüber Autoritätspersonen wie Eltern oder Therapeuten. Ich hätte zu gern gewusst, ob Dr. Palmer ihren diesbezüglichen Aussagen Glauben schenkte oder ob er absichtlich nicht insistiert hatte, aber ich sagte nichts weiter dazu.

In der darauffolgenden Woche hatten Erika und ich ein Gespräch mit Dianne vereinbart. In ihrer Praxis saßen wir ihr wieder in jenen überdimensionierten Ledersesseln gegenüber, die uns vor Jahren, als wir zum ersten Mal hier waren, so ausgesprochen komfortabel erschienen. Diesmal war die Atmosphäre aber spürbar angespannt.

Ich beugte mich nach vorn, um mit ihr auf gleicher Augenhöhe zu sein. »Sie waren Caseys letzte Therapeutin. Wie haben Sie sie erlebt? Worüber haben Sie beide gesprochen?«

Bevor sie die Frage beantwortete, erging sie sich in grundsätzliche Ausführungen über die Art ihrer Therapie: wie sie sich Zeit ließ, die Patienten kennenzulernen, Vertrauen und eine Beziehung aufzubauen als Basis für die anschließende, eigentliche therapeutische Arbeit. Sie hob besonders hervor, dass die große Mehrheit ihrer überwiegend jugendlichen Patienten sie quasi als Freundin betrachteten. Daraufhin gab sie unumwunden zu, dass das bei Casey nicht der Fall gewesen sei. Sie beschrieb sie als intelligent, aber auch rasch gelangweilt. Casey habe Verhaltensmerkmale an den Tag gelegt, die typisch für drogenabhängige Menschen seien: Sie sei zynisch und sarkastisch gewesen und habe für Autoritätspersonen nur Verachtung übrig gehabt.

Als ich das hörte, dachte ich, dass das ja wohl mittlerweile auf fast jeden Teenager zutraf. Außerdem irritierte mich ihr offenkundiger Versuch, Casey von ihren anderen Patienten deutlich abzugrenzen – als ob sie einen wurmstichigen Apfel aussortierte.

Erika und ich tauschten spöttische Blicke. Ich überlegte, wie ich das Gespräch wieder in die gewünschte Bahn lenken könnte. Dianne hatte im Zusammenhang mit Caseys früher Kindheit seinerzeit etwas erwähnt oder einen bestimmten Begriff gebraucht, der mir jetzt partout nicht einfiel. In dem leicht benommenen Gemütszustand, in dem ich mich befand, verblasste dieser Gedanke wieder, bevor ich ihn richtig fassen konnte.

»Haben Sie je mit Casey über ihre frühe Kindheit gesprochen oder sie gefragt, ob sie sich an irgendetwas aus der Zeit im Waisenhaus erinnert?«

»Tja, jedes Mal, wenn ich sie darauf angesprochen habe, an ›jenen Ort‹ zu denken, schrie sie mich an.«

All das führte nicht wirklich weiter, daher probierte ich ein anderes Thema. »Dianne, was war Ihrer Meinung nach der Grund dafür, dass Casey von der Brücke gesprungen ist?«

Sie wurde ganz starr. »Das war wegen der Drogen.«

Ich hatte ihr ständiges Herumreiten auf dem Thema Drogen satt und widersprach: »Da bin ich anderer Meinung, Dianne.«

Schließlich war Casey nicht süchtig. Das bisschen Drogenkonsum unterschied sich wohl kaum von dem, was bei vielen Teenagern in Marin County gang und gäbe war, die sich ein bisschen austobten. Leider war es so, dass den jungen Leuten der geradezu legendäre Ruf von Marin als Hotspot der Rock'n'Roll-Ära nur zu geläufig war. Daher gefiel sich auch diese nachgeborene Generation in einer gewissen blasierten Überlegenheitsattitüde, was Gras- und Alkoholkonsum von Minderjährigen anbelangte. In der Lokalpresse konnte man in regelmäßigen Abständen Berichte über wilde Partys lesen, die in den Villen abgehalten wurden, wenn die Eltern verreist waren. Es liegt mir vollkommen fern, den Drogenkonsum von Teenagern zu entschuldigen, zu verharmlosen oder schönzureden. Aber es mutete mich doch seltsam an, dass Caseys Therapeutin allein das bisschen Drogenkonsum als Ursache für ihren Selbstmord ansah. Die meisten Menschen, die Drogen konsumierten, waren schließlich weit davon entfernt, sich umzubringen.

Offensichtlich irritiert von dem unerwarteten Widerspruch räumte Dianne ein: »Na ja, es lässt sich zumindest nicht ausschließen, dass Casey durch Drogen verwirrt und in ihrer Fähigkeit, rationale Entscheidungen zu treffen, beeinträchtigt war.«

Ich sagte nichts mehr dazu, aber ich sträubte mich gegen dieses Bild von Casey als durchgeknallter Drogenabhängiger. Nach einem Augenblick verlegenen Schweigens sah ich demonstrativ auf die Uhr und verkündete, dass wir nun leider gehen müssten. »Haben Sie nochmals vielen Dank für die Zeit, die Sie sich für uns genommen haben, Dianne. Das hat uns wirklich geholfen.«

Ich behielt meine Gedanken für mich.

Beim Abschied sagte Dianne noch: »Passen Sie gut auf sich selbst auf. Ich stehe Ihnen jederzeit für ein Gespräch zur Verfügung.« Wieder gab es große Umarmungen, die sich diesmal aber etwas unterkühlter anfühlten als bei unserer Ankunft. Wir gingen durch ihr überladenes Wartezimmer nach draußen auf den Korridor.

Ich wandte mich Erika zu. »Was hältst du denn davon?«

Sie verdrehte bloß die Augen.

»Genau!« Ich nickte.

Bei dem Gespräch hatten wir gar nicht mehr daran gedacht, jenes Buch *Social Intelligence* noch einmal zur Sprache zu bringen beziehungsweise Dianne zu fragen, warum sie es uns damals eigentlich empfohlen hatte. Zu diesem Zeitpunkt schien das sowieso reine Zeitverschwendung zu sein.

EINUNDZWANZIG

Zu der Zeit, als die Gespräche mit Dr. Palmer und Dianne stattfanden, hatte ich die erste Fassung meines Buchmanuskripts bereits beendet. Außer in der Passage über unsere Reise nach Polen gab es bisher kaum Hinweise oder Vermutungen über den Einfluss von Caseys frühkindlichen Erlebnissen in der Zeit im Waisenhaus oder während des Adoptionsverfahrens auf ihr späteres Verhalten. Damit hatte sich niemand ernsthaft beschäftigt, auch nicht, nachdem Dianne das Thema – eher nebenbei – erwähnt hatte. Auch ich konnte mir einfach nicht vorstellen, was diese frühe Phase in Caseys Leben mit ihrem späteren Leben und mit ihrem Tod zu tun haben sollte. Denn schließlich, so meine Überlegung, wer hat schon Erinnerungen an seine früheste Kindheit? Meine jedenfalls beruhen nur auf Fotos oder Schmalfilmaufnahmen.. Warum sollte es bei Casey anders sein?

Doch manchmal erkennen Außenstehende deutlicher, was Menschen nicht sehen, die einfach zu nah dran sind.

Seit geraumer Zeit war ich Teilnehmer einer Gruppe von Autoren, die ähnliche Selbstbiografien oder Memoirs verfassten wie ich. Wir kamen einmal pro Woche in dem imposanten, in gelb und weiß gehaltenen Stadthaus unserer Kursleiterin zusammen, einem schönen Altbau mit Erkern im viktorianischen Stil am Rande von Haight-Ashbury, dem legendären Boheme-Viertel der Hippie-Bewegung in San Francisco. Erst als die erfahrene

Journalistin mein Manuskript einer kritischen Analyse unterzog, entdeckte sie sozusagen den Subtext meiner Geschichte, der mir selbst völlig entgangen war. Es ging um diese nebenbei gemachte Bemerkung von Dianne bei unserem vorerst letzten Gespräch mit ihr im Frühjahr 2007, nachdem Casey die Behandlung abgebrochen hatte.

Das Stichwort lautete »Bindungsstörung«.

Natürlich musste ich in diesem Zusammenhang daran denken, wie Casey uns regelmäßig aus ihrem Zimmer verbannte und hinter dieser völlig ramponierten Tür allein blieb. Nach ihrem Tod haben wir sie durch eine neue, in glänzendem Weiß lackierte Tür mit schönen Paneelen ersetzen lassen; ein eher halbherziger Versuch, die Erinnerung an die Kämpfe, die auf beiden Seiten dieser Tür ausgetragen wurden, zu übertünchen. Auf der gegenüberliegenden Seite des Flurs befand sich eine Delle in der Wand, die auch durch noch so häufiges Überstreichen mit Farbe einfach nicht verschwinden wollte; auch diese ein Zeugnis einer dieser furchtbaren Szenen. Wie oft hatte ich vor dieser Tür gestanden und hörte sie drinnen jammern und weinen, konnte aber nichts tun, um sie zu trösten! Draußen auf der Tür hatte sie ein Poster mit dem Bild einer großen Eiche aufgeklebt. Quer darüber hatte sie geschrieben: *Entrez-Vous? Non!* Mit anderen Worten: »Draußen bleiben!«

Ein einziges Mal habe ich es gewagt, in solch einer Situation dieses Verbot zu ignorieren. Sobald ich den Raum betreten hatte, hielt sie mit dem Flennen so ruckartig inne, als hätte man den Tonarm von einer Schallplatte hochgehoben. Sie sah mich durchdringend an, ihr Kinn zitterte.

»Raus hier!«

Ich hielt einen Moment inne und suchte nach Worten, nach

irgendeiner Möglichkeit, eine verbale Brücke zu schlagen. »Honey …« Wieder einmal fand ich nicht schnell genug die richtigen Worte.

»HAU AB!«

Während ich die Tür schloss, wurde mir ganz heiß im Gesicht angesichts dieser Demütigung.

In dem Augenblick, als die Tür ins Schloss fiel und ich im Flur einen Schritt zurücktrat, begann das sirenenartige Heulen von Neuem. Das war eindeutig ein Schrei um Hilfe. Aber wenn man ihr Hilfe anbieten wollte, wies sie das brüsk zurück und knallte einem die Tür vor der Nase zu.

Warum nur?

An dem Aufsatz auf ihrem Schreibtisch war jahrelang ein inzwischen zerknitterter Computerausdruck mit Tesafilm festgeklebt, auf dem mit rotem Buntstift geschrieben stand:

Liebe Mom und Dad
ich liebe und vermisse euch, aber ich hasse euch nicht
Casey

Ebenfalls auf dem Schreibtisch stand eine mit Kulis und Bleistiften überladene Dose, auf deren Vorderseite die japanische Comicfigur Domo wie ein Emblem prangte. Das Auffälligste an der ansonsten knuffigen Domo-Figur ist ihr riesiger, weit aufgerissener Mund mit zwei spitzen Zahnreihen oben und unten, was amerikanische Teenager-Mädchen unwiderstehlich »süß« fanden. Erika hat eine Grußkarte zum Vatertag, die Casey mit dreizehn Jahren beschrieben hatte, gegen die Domo-Dose gelehnt. Darauf hatte Casey in ihrer für Linkshänder typischen gerundeten Schrift geschrieben:

Jawohl, Sir, (ja, Sie) erhalten die Auszeichnung als
BESTER VATER

ICH ♥ DICH!
Ich hoffe sehr, dass diese Karte dir gefällt. Sie wurde von mir entworfen, geschrieben und produziert.
Du bist der beste Dad der Welt!

Ihr schwarzes Ikea-Bett stand in der einen Ecke des Zimmers, darüber das Trainspotting-Filmplakat. Am unteren Rand standen zwei Zeilen in Großbuchstaben, die nun auf tragische Weise ironisch wirkten:

SAG JA ZUR ZUKUNFT
SAG JA ZUM LEBEN

Auf ihrem Bett hatten immer schon Berge von Kissen gelegen. Sie liebte es, sich einzumummeln. Aber sie war nie kitschig oder gefühlsduselig und sammelte nie irgendwelche Sachen mit Ausnahme ihrer Beanie-Baby-Plüschtiere und ihrer Pokémon-Karten (von denen sie felsenfest überzeugt war, dass sie einmal ein Vermögen wert seien). Obwohl Casey viele Plüschtiere besaß, hatte sie nie einen ausgesprochenen Liebling unter ihnen, den sie immer mit sich herumschleppte und nachts im Bett umarmte, so wie ich damals.

Ihr treuester Begleiter war das Schmusekissen aus Polen. Erika musste es im Lauf der Jahre immer wieder neu füllen oder mit neuem Stoff überziehen. Es lehnte deutlich sichtbar in der Mitte des Kopfteils.

Zu Hause in meinem Arbeitszimmer googelte ich den Begriff »Bindungsangst«. Der erste Treffer leitete mich weiter zu Wikipedia:

Als Bindungsangst bezeichnet man eine Störung des Gemüts, des Verhaltens und der Fähigkeit zu sozialen Beziehungen. Ursache ist meist der Verlust einer Bezugsperson im frühen Kindesalter. Als Gründe für diese Störung kommen außerdem Vernachlässigung in der frühen Kindheit, Missbrauch oder die Trennung von anfänglichen Bezugspersonen während der ersten drei Lebensjahre in Betracht.

Dann gab ich einen ähnlichen Begriff ein: »Reaktive Bindungsstörung«:

Bei Kindern mit RAD stellt man ein gestörtes Rollenverständnis für menschliche und soziale Beziehungen fest, die im späteren Leben zu Schwierigkeiten im zwischenmenschlichen Bereich und zu Auffälligkeiten im Verhalten führen können. Es gibt nur wenige Studien über die langfristigen Auswirkungen dieser Störung, aber die Auflösung von Waisenhäusern in Osteuropa Anfang der Neunzigerjahre bot Gelegenheit für Studien bei Babys und Kleinkindern, die unter sehr ungünstigen Umständen aufwuchsen.

»Waisenhäuser in Osteuropa Anfang der Neunzigerjahre.« Damit war nicht nur Rumänien gemeint. Es gab sie auch in Tschechien, der Slowakei, Ungarn, Bulgarien und Polen. Ich recherchierte weiter, sichtete große Datenmengen und las Studien ganz unterschiedlicher Art, die von Expertenmeinungen und Aussagen von Kinderärzten bis hin zu Blogs von Adoptiveltern reichten. Allmählich zeichnete sich ein typisches Verhaltensprofil von Adoptivkindern ab. Ich fasste die Schwerpunkte meiner Erkenntnisse zusammen.

Gefühlsausbrüche: Weil ihnen oft eine enge Bezugsperson in der frühen Kindheit fehlte, die die emotionalen und sozialen Anpassungsprozesse in die richtigen Bahnen lenkte, sind Adoptivkinder schnell enttäuscht und dementsprechend missmutig und trotzig. Die Toleranzschwellen für diesen Zustand sind im Allgemeinen niedrig. Sie bewältigen Situationen, die sie als frustrierend erleben, schwerer als andere Kinder, sie wirken unbeherrscht und können sich nur schwer selbst beruhigen. Typische Züge sind Klammern, Hyperaktivität und Neigung zu raschen Wut- und Tränenausbrüchen aus scheinbar nichtigen Anlässen, die für andere Menschen eher unbedeutend sind oder übergangen werden. Beruhigungsversuche durch gutes Zureden, logische Erklärungen oder disziplinarische Maßnahmen erweisen sich als schwierig. Es kann immer wieder zu unkontrollierbaren und länger anhaltenden Wutanfällen kommen, wie sie bei Kleinkindern üblich sind; diese entzünden sich oft an nichtigen Anlässen, sind also disproportional zum Anlass und somit ein deutliches Anzeichen mangelhafter persönlicher Reife.

Kontrollverhalten: Weil Adoptivkinder in der Kindheit ein Verlassenheitstrauma erlitten haben, haben sie sehr früh gelernt, niemandem zu vertrauen. Möglichst effektive Kontrolle der Menschen in ihrer Umgebung bei gleichzeitiger Distanzierung von Menschen in ihrer Umgebung – insbesondere der engsten Bezugspersonen – ist ihnen das wichtigste Mittel, um sich selbst gegen nochmaliges Verlassenwerden zu schützen. Dies hat Auswirkungen auf ihr soziales Umfeld, wenn es darum geht, sich beziehungsgerecht zu verhalten und Verhaltenssignale von anderen wahrzunehmen und zu deuten. Eine entsprechende Störung führt bei ihnen leicht zu dem Eindruck, von anderen bedroht zu sein, und zu der Schwierigkeit, Beziehungen von anderen zu Dritten zu tolerieren oder beispielsweise an Spielen oder Wettkämpfen teilzunehmen, wenn sie nicht selbst die Regeln bestimmen können. Adoptivkinder mit Bindungsstörung sind in der Regel schlechte Verlierer. Sie teilen ungern Spielzeug, Essen oder Freunde mit anderen, auch weit über das für solches Verhalten übliche Alter hinaus. Auffallend oft werden andere für die eigenen Fehler verantwortlich gemacht; Einsichten in Ursache und Wirkung sind unterentwickelt. Da sie »erfahrungsgemäß« tief im Inneren davon überzeugt sind, dass enge Bezugspersonen nicht vorhanden oder nicht erreichbar sind, vermeiden sie es, andere um Hilfe zu bitten. Oftmals führen sie sich sehr bestimmend auf, aber nicht gegenüber allen Menschen. Sie können sehr geschickt darin sein, andere zu manipulieren: Wenn sie wollen, sind sie sehr charmant, manchmal geradezu wahllos anhänglich, insbesondere Fernerstehenden gegenüber, aber kalt und distanziert in der eigenen Familie.

Furcht vor Veränderungen: Wegen ihres stark ausgeprägten Kontrollbedürfnisses können bindungsgestörte Adoptivkinder nur schwer mit Veränderungen in ihrem Lebensumfeld umgehen, besonders, wenn diese unerwartet eintreten. Sie sperren sich dagegen, einfach »im Strom mitzuschwimmen«. Hingegen kommen sie mit stark strukturierten, sehr regelmäßigen und voraussehbaren Lebensumständen gut zurecht. Veränderungen im Tagesablauf, beispielsweise während des Schuljahres die Unterbrechung durch die großen Ferien oder selbst an Feiertagen, führen bei ihnen zu überdurchschnittlichem Stress, der entsprechend ausagiert wird.

Mangelnde Disziplin: Häufig zeigt sich ein Verhaltensmuster von Ungehorsam, Aufsässigkeit und geradezu feindseligem Verhalten gegenüber Autoritätspersonen, das weit über das bei Kindern übliche Maß hinausgeht. Solche Adoptivkinder werden dann als übermäßig dickköpfig und willensstark wahrgenommen. Aus nichtigen Anlässen kann es zu schwerwiegenden Auseinandersetzungen kommen.

Negatives Selbstbild: Ein Adoptivkind, dessen elementare Bindungsbedürfnisse in der frühen Kindheit nicht befriedigt werden, zimmert sich ein negatives Bild von sich selbst, seiner Familie und der Gesellschaft zusammen – bis hin zur Hoffnungslosigkeit. Körperliche Nähe oder gar Intimität bereiten ihm großes Unbehagen. Lob und Komplimente von Eltern werden nicht auf sich bezogen. Solche Kinder halten sich nicht für wert, geliebt und geachtet zu werden; sie haben den Zugang zu ihrem Herzen fest verschlossen und verweigern jedem liebenden Menschen den Zugang. Ein Satz wie »Ich mag dich« oder gar »Ich liebe dich« kann sie geradezu in Panik versetzen. Sie spüren keine Liebe, fürchten, dass sie schadet und wehtut, und wollen nichts davon wissen. Das kann sich in destruktivem Verhalten zeigen wie Selbstverletzung, Essstörungen und Selbstmordfantasien.

So erklärte eine einfache Internet-Recherche praktisch sämtliche Probleme, die wir mit Casey hatten. Die unkontrollierbaren Wutausbrüche und Schreikrämpfe. Ihre Ungeduld – von ihren Tagen als Kleinkind im Hochsitz, als sie ihre Eiscreme nie schnell genug bekommen konnte, bis zu den Szenen, die sie viele Jahre später machen sollte, als sie nicht im Handumdrehen Eislaufen oder Snowboarden lernte. Ihre überempfindlichen Reaktionen, wenn sich jemand mal einen vollkommen harmlosen, gutmütigen Scherz auf ihre Kosten erlaubte. Und woraus hatte meine Reaktion darauf bestanden? Ich war des Ganzen oft so überdrüssig, dass ich sie einfach anschrie, mit dem Geflenne aufzuhören, erwachsen zu werden und sich nicht wie ein Kleinkind zu verhalten.

Toll gemacht, Dad.

Sie konnte mit Freundschaftsbeziehungen in kleinen Gruppen nicht gut umgehen und kam als Kind weinend nach Hause, wenn sie zum Spielen bei Nachbarskindern war. In solchen Situationen fühlte sie sich schnell ausgeschlossen oder benachteiligt, und besonders schlimm wurde es, wenn nicht alles nach ihren Vorstellungen ablief. Ich kann mich noch gut an unser erstes Gespräch mit Dr. Klein, dem Schulpsychologen auf der Grundschule, erinnern, als wir uns mit ihm über ihre Herrschsucht und ihre Streitlust unterhalten wollten. Er hingegen beschrieb ihr Verhalten in der Schule, als handelte es sich um ein ganz anderes Kind: Sie sei ein Muster an Bravheit, das nur selten ermahnt werden müsse.

Aus nichtigsten Anlässen – »Casey, bitte stell dein schmutziges Geschirr ins Spülbecken« –, wegen der lächerlichsten Dinge mussten wir epische Machtkämpfe austragen. So gerieten wir in eine Endlosspirale von Verboten, Bestrafungen und leeren Drohungen. Wir gingen in unserer Hilflosigkeit sogar so weit, sie gelegentlich zu ohrfeigen, und drohten ihr gar hin und wieder eine Tracht Prügel an, was natürlich allen Grundsätzen guter Kindererziehung widerspricht und ihr umso mehr Gründe gab, uns zu hassen.

Und wie kam sie mit Veränderungen zurecht? Vielleicht war das intensive Bemühen um den Platz im Bennington-College so etwas wie die letzte Rettung. Ich musste oft an das denken, was Julian bei der Gedenkfeier für Casey gesagt hatte: dass sie in Wirklichkeit gar nicht die Absicht hatte, dorthin zu gehen. Alles, was sie wollte, war, zu beweisen, dass sie es konnte. Trotz ihrer starken Fokussierung auf Bennington hielt ich es jetzt in der Tat für denkbar, dass der Gedanke, dorthin zu gehen, durchaus etwas Schreckliches für sie gehabt haben könnte. Sie war ein ausgesprochenes Gewohnheitstier, war – mit Ausnahme der Fahrt nach Alaska – nie allein verreist und hatte nie ein Schlafzimmer oder ein Badezimmer mit anderen Menschen geteilt. Bei uns zu Hause genoss sie in einem gewissen Rahmen ihre Privatsphäre und die Sicherheit, dass sie ihre Ausraster und Wutanfälle austoben konnte, ohne gleich mit drastischen Sanktionen konfrontiert zu sein. Im College hätte es keinen Ort und keine Privatsphäre gegeben, wo so etwas möglich war. Sie wäre viel exponierter und dadurch verwundbarer gewesen.

Was ihr negatives Selbstbild anbelangte, so ging das sicher sehr viel weiter als die üblichen Unsicherheiten und Ängste von Teenagern. Anscheinend hegte sie wirklich eine tiefe Abscheu gegenüber sich selbst. Aber selbst wenn ich all das gewusst hätte, was ich jetzt weiß, wäre es schier unmöglich gewesen, zwischen den für Teenager typischen Unsicherheiten, Auswirkungen von Bindungsstörung und wirklich ernst zu nehmenden Selbstmordfantasien zu unterscheiden, da die Symptome sich doch sehr ähneln. Wir hätten den Alltag unmöglich bewältigen können, wenn wir jedes Schmollen, jede Aufsässigkeit, jede Zornaufwallung gleich als Selbstmordrisiko hätten einstufen müssen.

Eher durch Zufall war ich also auf ein großes Thema im Zusammenhang mit Casey gestoßen. Offenbar litt Casey an einer solchen Art Bindungsstörung. Wir hatten es jahrelang direkt vor unseren Augen gehabt, waren aber zu blind gewesen, um es zu erkennen. Casey war aufgrund ihrer frühkindlichen Geschichte emotional auf sich allein gestellt, sie hatte sicher furchtbar darunter gelitten. Was ihr hauptsächlich fehlte, war ein Urvertrauen – das hatten wir nicht verstanden. In ihrem fragilen seelisch-emotionalen Zustand konnte sie für sich keine Zukunftsperspektive entwickeln, sie sah keinen Grund, gegen Widrigkeiten anzukämpfen. Die Zukunft war für sie ein schwarzes Loch.

ZWEIUNDZWANZIG

Ich durchforstete die Bücherei von Marin County und das Internet nach sämtlichen verfügbaren Büchern, Artikeln und Beiträgen zum Thema Bindung. Ich suchte Kontakt zu Fachleuten, die sich mit dem Zusammenhang Adoption und Bindungsstörung auskannten. Einige erklärten sich bereit, mit mir darüber zu sprechen, wie betroffenen Kindern und Eltern geholfen werden kann. Die allermeisten dieser Experten waren entweder selbst Adoptiveltern, die sich aus eigener Betroffenheit mit der Materie befassten, so wie ich, oder es handelte sich um Adoptivkinder auf der Suche nach einem besseren Selbstverständnis.

Ich erfuhr nun, dass die frühkindliche Bindung auf einer engen Mutter-Kind-Beziehung beruht, ersatzweise auch auf der Beziehung zu einer anderen engen Bezugsperson. Diese Bindung wird zum lebenslangen Muster für alle menschlichen Beziehungen eines Individuums. Der als Begründer der Bindungstheorie anerkannte britische Kinderpsychiater John Bowlby erklärt, dass ein Baby in der Zeit nach der Geburt völlig hilflos ist. Sein Gemütszustand ist denkbar einfach strukturiert: gestresst oder nicht gestresst. Wenn das Baby gestresst ist, fängt es an zu schreien. Auslösende Faktoren für Stress beim Baby können Hunger, nasse Windeln, fehlender Schlaf, Gefahr oder Schmerzen sein. Dieser gestresste Gemütszustand wird dadurch reguliert, dass die enge Bezugsperson mit beruhigenden Lauten, zärtlichen Berührungen und liebevollen Blicken reagiert.

Wenn ein Baby ohne den mütterlichen Beruhigungsinstinkt und entsprechende Beruhigungsmechanismen allein gelassen wird, lebt es in einem Zustand der permanenten Furcht, andauernden Stresses und dadurch hervorgerufener Übererregbarkeit. Da es keine Hilfe und Beruhigung von außen erhält und nicht in der Lage ist, wegzulaufen, sucht das Kind Zuflucht bei der einzigen noch verbliebenen Schutzmöglichkeit: Es zieht sich emotional völlig in sich selbst zurück.

Amy Klatzkin arbeitet als Ehe- und Familientherapeutin an einem großen Krankenhaus in San Francisco. Sie ist selbst Adoptivmutter und sagte mir im Gespräch: »Das Schlimmste, was Kindern und Kleinkindern zustoßen kann, ist, keinerlei Beziehung oder Bindung zu haben. Das emotionale Nichts.«

Als Amy fortfuhr, musste ich an Casey denken, wie sie allein in ihrer Wiege im Waisenhaus lag. »Sicherlich wurde für Caseys äußere Bedürfnisse gesorgt, aber in so einer Situation kann keine Beziehung entstehen, nicht einmal eine rudimentäre Form von Bindung. Das Pflegepersonal wechselt ständig und das Baby kann sich nie sicher sein, ob sich weiterhin jemand kümmert. Für so ein Kind sind all diese Menschen gleich weit entfernt und vollkommen austauschbar.«

Amy sprach dann auch über das nächste für Waisenhauskinder typische Trennungstrauma: den Moment, wenn das Kind gemeinsam mit seinen Adoptiveltern das Waisenhaus verlässt. Trotz aller Deprivation befand sich das Baby bis zu diesem Zeitpunkt in einer gewissen vertrauten Umgebung: Geräusche, Gerüche, Gesichter, Räume und so weiter waren ihm bekannt. Diese stabilisierenden Elemente tauscht es nun schlagartig gegen zwei ihm völlig unbekannte Personen ein. Um dem Kind diesen Wechsel wenigstens ein bisschen zu erleichtern, gab Mrs Klatzkin aus Erfahrung den guten Rat, dem Kind in dem Moment wenigstens seine gewohnten Kleider anzulassen, selbst wenn diese ein bisschen schmutzig oder muffelig seien. »Man sollte den Kindern zumindest diese kleine Form von Kontinuität belassen«, sagte sie. »Wir Menschen brauchen etwas, woran wir uns instinktiv klammern können.«

In ihrem Buch über kindliche Bindungsstörungen schreiben die Kinderpsychologen Ken Magid und Carole McKelvey aus der Erfahrung ihrer klinischen Studien und Behandlungen: »Wenn ein Kind keine liebevoll-vertraute Bindung an die Mutter entwickelt, kann es auch keine Bindung oder Beziehung zu anderen Menschen entwickeln, es fehlt ihm, im Sinne des Wortes, der Zugang zu anderen Menschen und damit auch zu einem wichtigen Teil dessen, was Menschlichkeit ausmacht. In seiner Seele ist ein unfassbarer Schmerz eingeschlossen, dessen Ursache ein Verlassenheitstrauma in der frühen Kindheit ist.«

Unfassbarer Schmerz. Genau das traf auf meine Tochter zu. Das grauenhafte Heulen und Jammern auf der anderen Seite der Tür.

Dr. Jerri Ann Jenista, eine Kinderärztin und Expertin für Gesundheitsprobleme bei Adoptivkindern, die auch ein Buch zu dem Thema geschrieben hat, geht davon aus, dass ein Waisenhausaufenthalt negative Auswirkungen auf die Bindungsfähigkeit aller betroffenen Kinder hat.

Je mehr Zeit sie dort verbringen müssen, desto schlimmer wird es. »Wenn ein Kind innerhalb des ersten Lebensjahres adoptiert wird, dann können nach heutigem Kenntnisstand die negativen Auswirkungen eines Aufenthaltes mit guten Aussichten auf Erfolg behandelt werden«, meint Dr. Robert Marvin, der leitende Klinikarzt einer Spezialabteilung an der Universität von Virginia. »Aber bei einem Kind wie Casey, das erst im Alter von vierzehn Monaten adoptiert wurde, muss man von manifesten psychologischen wie hirnphysiologischen Entwicklungsstörungen ausgehen, was dann zu diesem sehr auffälligen Verhalten führt.«

Die Auswirkungen eines Waisenhaus- oder Anstaltsaufenthaltes lassen sich nur schwer wieder beseitigen. Oft werden Depressionen, Stimmungsumschwünge, Selbstverletzungen, Schreikrämpfe, Renitenz und massive Lernprobleme dieser Kinder für die Adoptiveltern ein Teil ihres Alltags. Manche laufen einfach weg und geben den Kontakt zu ihrer Adoptivfamilie ganz auf. Es folgen immer wieder unterbrochene Ausbildungs- und Berufswege, ungeplante Schwangerschaften, Selbstmordversuche, Rehabilitationsmaßnahmen und psychiatrische Behandlungen.

Die Adoptivmutter eines Jungen aus dem südlichen Polen schrieb mir, dass ihr achtjähriger Sohn sich noch auf dem emotionalen Entwicklungsstand eines Fünfjährigen befand. Obwohl er im Lauf der Jahre einiges an Entwicklungsrückstand aufholen konnte, litt er immer noch unter Ausrastern, Angstattacken und schwach ausgeprägtem Selbstbewusstsein.

Von der Adoptivmutter eines Mädchens aus Russland hörte ich, dass ihre Tochter, das Kind alkoholkranker Eltern, vollkommen vernachlässigt und noch nicht einmal eingeschult war. Im Alter von sieben Jahren wurde das Kind auf die Adoptionsliste gesetzt, die Adoption erfolgte, als es elf war. Die Adoptivmutter war gleich mit einer ganzen Reihe von Problemen konfrontiert, die von Wachstumsstörungen, Sprachdefiziten bis zu echten Lernproblemen reichten. Als das Mädchen achtzehn war, hatte es den emotionalen Reifegrad einer Neunjährigen. Auf die kleinste Irritation oder Provokation reagierte es mit Wutanfällen oder Weinkrämpfen. Die Eltern trauten sich einfach nicht, sie allein zu lassen.

Auf der anderen Seite sind diese Zustände für viele Adoptiveltern nur die eine – die heikle Seite der Medaille. Die Mutter einer ebenfalls schwierigen, aus Russland stammenden Tochter schrieb mir: »Sie brachte aber auch mehr Licht und Liebe in mein Leben, als ich je zu träumen gewagt hätte.«

All diese Menschen haben es schwer, aber dennoch beneide ich sie. Ihre Kinder sind noch am Leben. Meine Tochter nicht mehr. Ich habe bei meiner elementarsten Pflicht als Vater versagt, ihr Schutz und Sicherheit zu bieten. Die Informationen, die ich gebraucht hätte, um ihr Leben zu schützen, gab es in Bibliotheken und im Internet.

Nur war ich nie auf den Gedanken gekommen, nachzuschauen.

DREIUNDZWANZIG

Wenn wir die Uhr zurückdrehen könnten, würden wir vieles anders machen. Caseys Leben hätte nicht auf so abrupte und tragische Weise enden müssen.

Inzwischen sehe ich einen ganz anderen Menschen auf der anderen Seite dieser ramponierten Schlafzimmertür: nicht mehr einen zornigen, ungezogenen Teenager mit einer ausgeprägten Neigung, seine Eltern zu quälen, sondern ein Kind, das unvorstellbares Leid erdulden musste, praktisch ohne Aussicht auf Heilung und Trost.

Casey versuchte zwar, mit uns zu sprechen, aber sie drang nicht durch. Wir hörten sie nicht, wir verstanden sie nicht, und wenn die Lautstärke zu schrill wurde, blendeten wir sie einfach aus. Auch wir bemühten uns, mit ihr zu reden, doch unsere Worte erreichten sie nicht. Erika und ich kämpften verzweifelt um ihre Liebe, aber es war für Casey nicht möglich, diese Liebe zuzulassen. Wir alle redeten aneinander vorbei, reagierten auf beiden Seiten mit Frustration und schotteten uns immer mehr voneinander ab. Das war fatal, und niemand war sich über die fatalen Folgen dieses Fehlers im Klaren. Erika und ich hatten keine Ahnung davon, dass Casey die ganze Zeit auf einem emotionalen Hochseil balancierte.

Von außen gesehen schien alles normal und in Ordnung zu sein, Casey hatte sogar ihr Traumziel, die Aufnahme in Bennington, erreicht. Aber das genügte nicht einmal, um dem Eisberg ihrer Seelenqualen, der unter der Oberfläche lauerte und den sie vor allen verbarg, auch nur einen Kratzer zuzufügen. Nur ganz selten hatte es einen Hinweis auf ihren inneren Zustand, auf ihre wahren Gefühle gegeben. Aber ihre Hilferufe waren zu schwach, als dass wir sie hätten hören können. Daher sah sie nur noch die Alternative, entweder mit dem Schmerz weiterzuleben oder ihm mit dem Tod ein Ende zu setzen.

Für all das waren Erika und ich von Anfang an blind und ahnungslos gewesen. An dem Morgen, als wir sie im Waisenhaus abholten, waren wir so versessen darauf, ihr saubere und niedliche Mädchenkleider überzuziehen, dass keiner von uns je auf den Gedanken gekommen wäre, zu fragen, ob sie in der Wiege noch irgendetwas hatte, woran sie besonders hing: ein Kissen, ein Plüschtier, eine Decke? Nach allem, was ich inzwischen wusste, hatten wir bestimmt irgendetwas ihr ganz Wichtiges zurückgelassen und damit ihren Zustand noch verschlimmert. Um das Trauma der Entfernung aus dem Waisenhaus bei ihr zu lindern, hätten wir um irgendetwas, das Casey »gehörte«, bitten können, an dem sie sich hätte festhalten können, das etwas Vertrautes für sie gewesen wäre. Aber auf diese Idee kamen wir gar nicht.

In ihren beiden Büchern über Adoption und die Elternrolle bei traumatisierten Kindern schreiben Dr. Gregory Keck und Regina Kupecky unter anderem, dass Adoptiveltern zu gern glauben, dass sich zwischen dem Kind und früheren Bezugspersonen bereits eine intakte Bindung gebildet habe, die sie fix und fertig übernehmen könnten. Die Adoption erscheint dann nur noch als ein weiterer, großer Schritt in einem kontinuierlichen Lebenslauf Richtung positive Zukunft, eine generelle Verbesserung der Lebensumstände des Kindes – und alles ist gut.

So sahen wir es auch. Angesichts der erstaunlichen Fortschritte, die wir in den ersten gemeinsamen Tagen mit ihr in dem beengten Hotelzimmer in Warschau beobachten konnten, waren Erika und ich überglücklich und kamen rasch zu der Überzeugung, das Casey keineswegs ein schwieriges Kind sei, wie man es uns angekündigt hatte. Im Waisenhaus habe es nur an der erforderlichen Stimulation gefehlt. Da gebe es nichts, was ein liebendes Elternpaar nicht hätte richten können. Es war wie im Märchen: Zwei körperlich gesunde Amerikaner retten ein polnisches Waisenkind, das die bitterarme Kindsmutter zur Adoption freigegeben hatte, weil sie ein besseres Leben für ihre Tochter wollte.

Wir umsorgten Casey wie ein neues Haustier. Jetzt war sie in Amerika und in den besten Händen. Man musste sie nur noch füttern, anschließend für ein Bäuerchen sorgen, die Windeln wechseln, sie ab und zu hochnehmen oder herumtragen, und wenn Mom und Dad ein bisschen Ruhe brauchten, wurde sie vor den Fernseher gesetzt. Bis diese Anfälle kamen.

Inzwischen weiß ich, dass die meisten Adoptiveltern die gelegentlichen Wutausbrüche oder bizarres Verhalten ihrer Sprösslinge für die üblichen Adoleszenzprobleme halten und damit eine tickende Zeitbombe ignorieren. Auch uns ging es so. Es ist jedoch besonders wichtig, zwischen dem körperlichen Wachstum und der körperlichen Entwicklung auf der einen Seite und der emotionalen Entwicklung auf der anderen Seite zu unterscheiden. Letztere hinkt oft hinterher und entspricht nicht dem durchschnittlichen Entwicklungsgang. Über diese emotionale Unreife habe ich inzwischen viel gelesen und sie in Caseys Fall hautnah miterlebt.

Wir hätten sie gleich zu Beginn von einem Fachmann untersuchen lassen sollen. Ray Kinney, leitender Psychologe und Direktor einer anerkannten therapeutischen Einrichtung in Wisconsin, hat in seiner fünfunddreißigjährigen klinischen Praxis

Hunderte von vernachlässigten Kindern gesehen. Er erklärte mir, wie wichtig die geradezu routinemäßige Untersuchung und Beurteilung von Kindern aus Waisenhäusern sei und dass er sie für eine unabdingbare Voraussetzung für eine richtige Behandlung halte.

In jener ersten Nacht im Hotel in Warschau, als Casey so untröstlich war und sich auf so eigenartige Weise selbst in den Schlaf wiegte, wollten wir nur, dass sie endlich still wurde, damit auch wir endlich schlafen konnten. Statt sie in ihrem Kinderwagen vor den plärrenden Fernseher zu stellen – etwas, das sie noch nie gesehen haben dürfte –, hätten wir sie mit uns ins Bett nehmen und durch körperliche Nähe und Wärme allmählich beruhigen sollen. Vermutlich wäre es sogar am besten gewesen, wenn wir sie zu Hause mindestens während des ganzen ersten Monats wenn irgend möglich nie allein gelassen, sondern immer herumgetragen hätten. Dann wäre es vielleicht niemals so weit gekommen … Was sie damals am nötigsten brauchte, war Körperkontakt.

Anscheinend hatten wir, seit wir mit Casey nach Hause kamen, von Anfang an alles falsch gemacht. Wir gingen davon aus, dass ihre diffuse Vergangenheit in Polen vollkommen in Vergessenheit geraten würde. Sie mit Nahrung zu versorgen wurde ein Ersatz für die Versorgung mit anderen natürlichen Bedürfnissen. Als Erziehungsleitlinien dienten uns die üblichen allgemeinen Ansichten der Angehörigen unserer Generation und Sozialisation.

Als sie ins Kleinkindalter kam, versuchten wir, Casey so weit wie möglich anständiges Benehmen, Geduld und Eigenständigkeit beizubringen. Wenn sie sich danebenbenahm und Wutanfälle bekam, schimpften wir mit ihr und es setzte eine Strafe. Wir sahen natürlich nicht die tiefere Ursache dieser Ausraster, und unsere repressive Reaktion darauf machte alles nur noch schlimmer. Statt sie in ihr Zimmer zu verbannen, hätten wir sie zu uns nehmen und ihr helfen müssen, sich selbst zu beruhigen. Sie hätte ganz unmittelbar spüren müssen, dass Mom und Dad ihr immer unerschütterlich zur Seite standen.

Als Casey dann in die Schule kam, entdeckten wir eine neue merkwürdige Seite an ihr. Sie schien eine gespaltene Persönlichkeit zu sein – wie Dr. Jekyll und Mr Hyde: In der Schule war sie der reinste Engel und zu Hause ein unberechenbarer, unverschämter Fratz. Mit wem immer wir darüber sprachen, alle sagten uns, dass Casey eben sehr eigenwillig und etwas überspannt sei, dass sich das aber im Lauf der Zeit legen werde.

Später dann hatten Erika und ich das Gefühl, wir selbst seien das Problem. Weil wir sie zu sehr verwöhnten. Weil wir nie konsequent genug waren. Wir dachten, wir müssten sie etwas härter anfassen und ihr mehr Anreize bieten. Also lasen wir alle möglichen Elternratgeber und versuchten es mit einer ganzen Kaskade von Belohnungen wie verlängerten Fernsehzeiten und Verabredungen mit Freunden als Anreizen für Bravsein und gutes Benehmen. Wir beschuldigten uns gegenseitig erzieherischer Versäumnisse und der eigenen Unfähigkeit, Casey dazu zu bringen, uns zu respektieren. Wir erkannten nicht, dass ihr provozierendes und aggressives Verhalten uns gegenüber paradoxerweise ihrer elementaren Angst vor weiterer Zurückweisung entsprang, ein Mechanismus, den sie selbst wahrscheinlich gar nicht verstanden hätte.

Nancy Newton Verrier, eine kalifornische Expertin für Adoptionen, klärte mich darüber auf, dass Adoptivkinder es nicht selten darauf anlegen, starke Zurückweisung zu provozieren, obwohl das genau das Gegenteil dessen ist, was sie eigentlich wollen. Sie gehen gegenüber ihren Adoptiveltern immer wieder an die Grenzen, testen sie aus, nur um zu sehen, ob eine Zurückweisung kommt oder nicht – nur um das vermeintlich Unvermeidliche endlich zu erreichen.

Immer wieder werden so die Standhaftigkeit und Verlässlichkeit der Adoptiveltern auf die Probe gestellt, auch indem deren Unsicherheit ausgespielt wird, ob sie gut genug sind. Irgendwann werden die Eltern unweigerlich mürbe und üben Vergeltung, statt Verständnis zu zeigen und Unterstützung zu gewähren. Im Extremfall ist die Reaktion genau das, was das Adoptivkind am meisten fürchtet: Es wird in ein Heim oder in ein Internat geschickt oder einfach aus dem Haus geworfen.

Das Weißbuch »Therapeutische Elternschaft« von ATTACh (Association for the Treatment and Training in the Attachement for Children – Gesellschaft für die Behandlung von Kindern mit Bindungsstörung) von 2008 beginnt mit folgender Passage:

»Ein Kind mit Bindungsstörung aufzuziehen ist die schwierigste Aufgabe, die Eltern sich stellen können … Sie werden immer nur geben und geben müssen, ohne eine Aussicht, je etwas zurückzubekommen … Dabei ist es unumgänglich, die gewohnten elterlichen Instinkte und Reflexe ganz hintanzustellen … Vielmehr müssen Sie ständig bewusste Entscheidungen im Sinne therapeutischer Erfordernisse treffen … und sich immer wieder die eigentliche Signalwirkung der Verhaltensweisen Ihres Kindes vor Augen führen. Nur so können Sie auf die Beweggründe, Bedürfnisse und Motivationen Ihres Kindes richtig reagieren. Es wird außerordentlich viel von Ihnen verlangt. Es führt auch unweigerlich in eine gewisse Isolation, weil sich die Menschen im Familien- und Freundeskreis früher oder später distanzieren, da sie mit dem Drama, das mit solchen Kindern unweigerlich verbunden ist, auf die Dauer nicht umgehen können.«

Heather Forbes ist Mitbegründerin des Beyond Consequences Institute in Boulder, Colorado, Autorin mehrerer Ratgeber zum Umgang mit traumatisierten Kindern und hat selbst zwei Adoptivkinder. Ihr Bestreben und die Aktivitäten ihres Instituts richten sich auf die Verbesserung und »Heilung« der Eltern-Kind-Beziehung. Sie sieht die Hauptverantwortung dafür bei den Eltern, denn ihrer Überzeugung nach müssen in erster Linie die Eltern an einer Verbesserung der psychisch-seelischen Verfassung des Kindes arbeiten, weniger ein Therapeut. Deshalb will sie vor allem die Aufmerksamkeit der Eltern schulen und sie für ihre Aufgaben stärken. »Eltern, die ihre Rolle und Verantwortung selbstbewusst wahrnehmen, sind eher dagegen gefeit, Irritationen seitens des Kindes persönlich zu nehmen, selbst wenn es sich ihnen gegenüber abweisend und trotzig verhält; selbstbewusste, starke Eltern können es besser annehmen und ihm bedingungslos ihre Liebe schenken.«

Wie viele andere Experten, mit denen ich gesprochen habe, rät sie den Eltern dringend, sich in die Lage des Kindes zu versetzen, dessen Perspektive einzunehmen und die eigenen Sichtweisen und Belange zurückzustellen. Was ist die tiefere Ursache für das bizarre Verhalten meines Kindes? Woher kommt der Stress, unter dem es leidet und sich entsprechend ausagiert? Egal wie unerfreulich oder schwierig der Hintergrund sein mag, es ist wichtig, dem Kind genügend Raum zu geben, damit man seine Botschaften überhaupt hört. Für Dinge wie gutes Benehmen und zivilisierte Sprache ohne Kraftausdrücke ist dann immer noch Zeit.

»Allen diesen Kindern geht es wie Ihrer Casey«, sagte Heather zu mir. »Sie spüren ihre Defizite selbst und leiden in gewisser Weise darunter. Aber dagegen ist nichts zu machen. Diese Gefühle werden nie verschwinden. Es war ja nicht so, dass Sie

Casey nicht geliebt hätten, aber sie konnte es nicht richtig verstehen.«

In den Jahren um 2003 entwickelte Dr. Marvin vom Marycliff Institute für Familienentwicklung in Spokane im Bundesstaat Washington gemeinsam mit einigen Kollegen einen »Circle of Security« – Sicherheitskreis. Gemeint sind damit eine Art Checkliste zur Diagnose von Bindungsstörungen und ein individualisiertes Entwicklungsprogramm und Coaching; Letzteres zielt auf verbesserte Bindung und Fürsorge vor allem für Kleinstkinder und Kinder im Vorschulalter. Für die Eltern handelt es sich in erster Linie um eine Schulung einmal pro Woche, die sich über zwanzig Gruppensitzungen erstreckt. Dabei soll den Eltern ein besseres, tieferes Verständnis für ihre Kinder und für sich selbst vermittelt werden. Ziel ist es, die oftmals komplexen und versteckten Signale im Verhalten der Kinder besser und genauer zu erfassen und einfühlsamer darauf zu reagieren – so kann ein Wutausbruch gegenüber Mutter oder Vater eine ganz andere, versteckte Botschaft enthalten; eine Trotzreaktion kann Ausdruck dafür sein, dass es für das Kind schwierig ist, mit einer Veränderung zurechtzukommen. Wenn sie die Reaktionen und Verhaltensweisen ihrer Kinder besser verstanden haben und besser einordnen können, werden den Eltern praktische Handlungsanweisungen mit auf den Weg gegeben, wie sie ihre Bindung an die Kinder verstärken können.

»Unser Coaching soll den Eltern dabei helfen, von ihrer Fixierung auf die Unterdrückung unerwünschten Verhaltens wegzukommen. Vielmehr sollten sie das Kind beruhigen, wenn es unkontrolliert und scheinbar unmotiviert über die Stränge schlägt und sich nicht mehr selbst regulieren kann«, erklärt Dr. Marvin. Statt das Kind bei krassem schlechtem Betragen oder einem Ausraster zur Strafe in sein Zimmer zu verbannen, sollte man sich seiner annehmen, den Wutausbruch als Teil seiner selbst akzeptieren. Solch ein Ausraster ist oftmals eine im Unterbewusstsein des Kindes ablaufende, unwillkürliche Reaktion auf ein Verlassenheitstrauma in der frühen Kindheit. Für Adoptiveltern ist es wichtig, zu verstehen und zu akzeptieren, dass dieses Trauma im Hintergrund immer mitschwingt.

»Wenn die Eltern unserem Ansatz folgen und ihn umsetzen, dann kann man meistens eine rasche Abnahme der unerwünschten Ausraster beobachten.« Dr. Marvin wiederholt immer wieder, dass Kinder, die unter dieser Art Stress leiden, sehr viel besser reagieren, wenn die Eltern sich in der kritischen Situation ihrer annehmen und sie trösten, statt das Fehlverhalten irgendwie zu ahnden. Man sollte einfach genauso reagieren, wie man auf das Schreien eines Babys reagiert, das man instinktiv zu beruhigen sucht. Kinder mit Bindungsstörung sind in Stresssituationen immer noch Babys und verhalten sich auch genauso.

Von Anfang an haben wir mit einer erfundenen Geschichte über Caseys Adoption operiert. Da sie selbst kein Interesse an ihrer Vergangenheit und an ihrer biologischen Herkunft zeigte, nahmen wir sie beim Wort und ließen das Thema auf sich beruhen. Es kam uns nie in den Sinn, dass eine Ursache für Caseys Wutausbrüche in unterdrücktem Hass auf die Familie liegen könnte, von der sie im Stich gelassen worden war. Zwar versuchten wir, ihr den Schmerz über ihren tot geborenen Zwilling zu ersparen, indem wir ihr nie etwas davon sagten, aber vielleicht wusste sie es tief im Innern trotzdem.

Ihre Geburtstage feierten wir immer so, wie wir es für richtig hielten, ohne Rücksicht auf ihre Gefühle. Vielleicht empfand sie sie eher als eine Erinnerung an früher, an das, was sie verloren hatte oder wie sie im Stich gelassen wurde – und das war für sie kein Grund zum Feiern. Das wäre dann auch eine Erklärung dafür, warum sie ihre Geburtstagsfeiern in aller Regel selbst sabotierte. Oft konnten wir beobachten, wie Caseys unwillkürliche Reaktion dahin ging, starken Gefühlen auszuweichen. Was ihr geholfen hätte, wäre ein wirklich verständnisvoller Therapeut, der die Bruchstücke der Erinnerung aus ihrer Vergangenheit zusammengesetzt und ihr damit zu einem ganzheitlicheren Selbstbild verholfen hätte.

Ray Kinney aus Wisconsin findet es bedauerlich, dass Adoptiveltern die Vorgeschichte einer Adoption allzu gern beschönigen, in der vermeintlich guten Absicht, dem Kind dadurch weiteren Kummer zu ersparen. Er befürwortet den gegenteiligen Ansatz: Dem Kind sollte dabei geholfen werden, seine Adoptionsgeschichte zu rekonstruieren. Es sollte sich der Vorgeschichte als realer Erfahrung bewusst werden; daraus folgt für das Kind dann auch, dass seine anhaltenden und widerstreitenden diesbezüglichen Gefühle dazugehören und vollkommen legitim sind. Wenn es gelingt, die ganze Geschichte ehrlich zu Bewusstsein zu bringen, gewinnt es ein authentischeres Selbstbild – selbst wenn die Vorgeschichte nicht schön ist.

»Im Grunde will jeder Mensch die wahre Geschichte seiner Herkunft kennen, und wenn es gelingt, sie ans Tageslicht zu bringen, dann hat das Kind auch eine Chance, sich an die Stelle seiner biologischen Mutter zu versetzen«, sagt er. »Wenn wir dem Kind die Möglichkeit geben, das erlittene Trauma zu verstehen, was ihm als Baby widerfahren ist und wie sich das auf sein ganzes Leben auswirkt, dann besteht auch eine Chance, dass es seine Emotionen eines Tages beherrschen kann.«

Jeder größere oder kleinere Einschnitt, der Beginn der Pubertät, der Übergang in die Mittelstufe oder auf die Highschool, steigerte jedes Mal die gefährliche Gefühlslage bei Casey. Als sich ihre Ausraster zu Wutausbrüchen mit Schimpftiraden voller übelster Kraftausdrücke und Beleidigungen steigerten bis hin zum immer wieder herausgeschrienen »Ich hasse euch«, reagierten wir wieder und wieder mit Hausarresten und vorenthaltenen Belohnungen, bis wir uns deren Zwecklosigkeit endlich eingestehen mussten. Die Tatsache, dass ihr mit disziplinarischen Maßnahmen einfach nicht beizukommen war, betrachteten wir als Niederlage und persönliches Versagen. Ihr Innenleben war eine brandgefährliche Mischung aus Furcht, Stress, Einsamkeit und Selbsthass, was sie nur in dem schwer zugänglichen Internet-Tagebuch und auf der Facebook-Pinnwand ansatzweise offenbarte.

Dr. David Brodzinsky, emeritierter Professor der renommierten Rutgers University in New Jersey, Mitbegründer des Donaldson Adoption Institute, schrieb über die Auswirkungen längerer Aufenthalte in Anstalten und Waisenhäusern:

»Kinder, die schon in jungen Jahren adoptiert wurden, entwickeln ein Bewusstsein ihres Verlusterlebnisses erst in dem Maß, wie sich ihr Verständnis davon entwickelt, was Adoption überhaupt ist. Bei Kindern, die erst später adoptiert wurden, wirkt das Gefühl für das Verlassenwordensein bei Weitem traumatischer und es ist viel offenkundiger, besonders wenn die jungen Menschen etwa im Mittelstufenalter beginnen, darüber nachzudenken, was es bedeutet, adoptiert worden zu sein. Möglicherweise verbinden sie es mit der Vorstellung, anders als die anderen zu sein.

Im äußersten Fall kann es zu eruptiven Gefühlsäußerungen kommen, als Zurückweisung gegenüber den Adoptiveltern, sowie zur Wut auf sie. Solche destruktiven Ausbrüche entspringen dem Scham- und Schuldgefühl, nicht geliebt zu werden und nicht gewollt gewesen zu sein. Ein Adoptivkind hat es einmal so formuliert: ›Der Umstand, von meinen Adoptiveltern angenommen und aufgenommen worden zu sein, bedeutet mir so gut wie nichts im Vergleich zu der Tatsache, dass meine Mutter mich nicht gewollt hat.‹«

Dr. Brodzinsky weist ausdrücklich darauf hin, dass es in der Art und Weise, wie dieser adoptionsspezifische Trauerschmerz zum Ausdruck gebracht wird, eine große Bandbreite von Möglichkeiten und Verhaltensweisen gibt, von der stillen Erkenntnis und dem Akzeptieren dieses Verlusttraumas bis zu häufigeren und intensiveren Äußerungen. Oft wird dieser Verlust hinter stark ausgeprägter Wut, Verleugnung, emotionaler Distanz oder Großtuerei verborgen. Aber unter diesem Panzer verbirgt sich immer ein Kind, das vom Leben schwer gebeutelt wurde. Dieses innere Kind ist sehr leicht verletzlich und besonders schwer zu erreichen.

VIERUNDZWANZIG

Allmählich fing ich an zu begreifen, wie Casey zumute gewesen sein musste – ein Baby, das seine Empörung darüber, im Stich gelassen worden zu sein, von seiner Wiege aus in die Welt hinausschreit, das zwei unbekannten Menschen aus einem fremden Land überlassen wird, die nicht in der Lage sind, es zu trösten, auch wenn sie es noch so gut mit ihm meinen.

Das kleine Mädchen verachtete diese Menschen für ihr Unverständnis und mangelndes Einfühlungsvermögen und dafür, dass sie so töricht waren, ein Wesen wie sie zu lieben. Sie überspielte das Ganze mit großen Gesten, tat so, als ob sie niemandes Hilfe nötig hätte, schon gar nicht von diesen beiden; so legte sie sich einen Panzer an. Aus der Deckung ihres Panzers heraus drosch sie auf die einzigen beiden Menschen ein, deren sie sich sicher sein konnte: ihre Adoptiveltern. Als sie älter wurde und reflektierter, mögen ihr bisweilen leise Zweifel an ihrer Einstellung und an ihrem Verhalten gekommen sein und sie mag sich gefragt haben: »Was zum Teufel ist mit mir los?« Ein paar schwache Signale in dieser Hinsicht hat Dr. Palmer empfangen.

Erst im Nachhinein habe ich zu der Erkenntnis gefunden, dass die Erziehung eines in früher Kindheit derart traumatisierten Kindes vollkommen entgegen der eigenen elterlichen Intuition verlaufen sollte. Die altbewährten Erziehungsmethoden für seelisch gefestigte und geerdete Kinder, bei denen die Bindung an die Eltern intakt ist, erwiesen sich bei einem Problemkind wie Casey als völlig ungeeignet. Insofern waren unsere Bemühungen, uns Rat zu holen in der »Elternsprechstunde« des prominenten amerikanischen Kinderarztes Dr. Spock, in den Büchern des gleichfalls bekannten Dr. Berry Brazelton und beim Fernsehpsychologen Dr. Phil, leider ungeeignet und führten uns sogar auf einen falschen Weg. »Es kann passieren, dass Sie ein Kind in einer Art und Weise betreuen und erziehen müssen, die gut für das Kind ist, auch wenn es Ihnen selbst überhaupt nicht gut vorkommt«, sagt Ray Kinney.

Dr. Keck empfiehlt dringend, Kleinkinder nicht allein zu lassen und abzuwarten, bis sie »von selbst« aufhören zu schreien. Auch von anderer Seite habe ich gehört, dass ein Elternteil bei dem Kind bleiben sollte, wenn es schreit, weint oder sonst untröstlich wirkt. Musterhaft negativ war also unser Fehlverhalten bei jenem katastrophalen Ausflug zum Schlittschuhlaufen, als Casey acht war. Weil sie selbst gesagt hatte, dass sie es so wollte, ließen wir sie nach der Rückkehr nach Hause allein in ihrem Zimmer, wo sie sich ausweinte. Hätten wir es damals besser gewusst, hätten wir uns leicht darüber hinwegsetzen können.

Erika hätte ihr den Rücken streicheln und ihre Füße massieren und mit sanfter Stimme auf sie einreden sollen. So hat sie es gemacht, als Casey noch jünger war, und ihr dazu ein polnisches Lied vorgesungen, das Casey sehr mochte. Es handelte von einer kleinen Spinne, die sich bei ihr einschlich und auf ihren Bauch hochkrabbelte. Erika hatte es von ihrer Mutter und meine Mutter kannte ein ähnliches Lied, nur war es hier keine Spinne, sondern ein kleines Mäuschen. Als sie noch kleiner war, hatte ich oft genug zugesehen, wie Caseys Gesicht vor Vorfreude zu strahlen anfing, weil Erikas Finger, die mit einem wohligen Schauer erwarteten »Spinnenbeine«, sie gleich im Nacken kitzeln würden, umgehend brach sie dann in begeistertes Gelächter aus.

Dr. Keck schrieb unter anderem, dass Kleinkinder besser nur dann gefüttert werden sollten, wenn sie hungrig waren, um ihnen das sichere Gefühl zu vermitteln, dass stets für sie gesorgt wurde. Das wiederum sollte Vertrauen aufbauen, dass im Bedarfsfall immer Hilfe zur Stelle war. Auf Babysitter und Tagesmütter sollte man lieber verzichten, um das Urerlebnis des Im-Stich-gelassen-Werdens, das sogenannte primäre Verlusttrauma, nicht zu wiederholen und damit nicht zu vertiefen.

Gott sei Dank haben wir wenigstens in dieser Hinsicht etwas richtig gemacht.

Natürlich hatten wir uns etwas davon versprochen, Casey verschiedenen Psychotherapeuten anzuvertrauen. Aber diese behandelten sie genauso wie andere Patienten, indem sie immer wieder versuchten, Verhaltensveränderungen herbeizuführen, statt zum Kern des Problems vorzudringen – bis Casey die Schnauze voll hatte. Im Nachhinein kann ich ihr deswegen nicht den geringsten Vorwurf machen. Sie hatte vollkommen recht. Diese Art Therapie war die reinste Zeitverschwendung.

Wegen unserer Unwissenheit gerieten Erika und ich deswegen leider sehr in Rage. Wir sahen darin nichts weiter als eine weitere ihrer Trotzreaktionen und ärgerten uns, dass es uns wieder nicht gelungen war, sie besser in den Griff zu bekommen. Dass sie zu diesem Zeitpunkt vollkommen verzweifelt war, begriffen wir nicht.

Kinder wie Casey müssen ganz anders behandelt werden, sie brauchen andere Therapien, andere Erziehungsmethoden. Die verschiedenen Therapeuten, zu denen wir sie im Lauf der Jahre geschleppt haben, waren gar nicht fähig oder in der Lage, das besonders Verstörende ihrer Lebensumstände zu erkennen, zu verstehen und damit umzugehen. Sie wendeten einfach jene Methoden an, die man ihnen beigebracht hatte. Schließlich hatten sie bei ihren anderen jungen Patienten funktioniert. Warum also nicht auch bei Casey?

In einem Blog mit dem Titel »Warum Therapeuten nichts kapieren«, der auf einer Webseite erschien, die sich mit Adoptionsproblemen befasste, berichtete eine völlig entnervte Adoptivmutter, wie sie bei den üblichen therapeutischen Ansätzen keinerlei nachhaltige Hilfe für ihren Sohn fand. Selbst Therapeuten, die auf die Behandlung von Problemkindern spezialisiert waren, kamen in dem Fall nicht weiter und machten alles womöglich nur noch schlimmer. Wie ich es bereits aus anderen Zusammenhängen gehört hatte, konzentrierten sie sich voll und ganz auf das irritierende Verhalten des Jungen, als ob das Herumdoktern an den Symptomen die Krankheit heilen könnte.

Diese Adoptivmutter schrieb unter anderem: »Eltern wenden sich an Therapeuten, weil ihr einziger Wunsch ist, dass ihr Kind glücklich und seelisch gesund und stabil ist. Wenn man von Therapeuten aber ständig nur zu hören bekommt, dass die Probleme des Kindes durch falsche Behandlung oder Erziehung der Eltern verursacht werden, dann packt einen die Wut. Nur ein Therapeut, der wirklich kapiert, was los ist, ist eine Hilfe für die ganze Familie.«

Ich unterhielt mich auch mit Heather Forbes über unsere enttäuschenden Erfahrungen mit Therapeuten.

»Leider bekomme ich solche Geschichten ständig zu hören«, versicherte sie mir. »Wenn es dem Therapeuten oder der Therapeutin nicht gelingt, in jene verborgenen Schichten der Seele vorzudringen, wo bei dem Kind die Erfahrung und das Gefühl des Im-Stich-gelassen-Seins verankert ist, wird man vermutlich nie wirklich weiterkommen.«

In den Vereinigten Staaten gibt es Tausende privater und staatlicher Vermittlungsagenturen für Adoptionen und ebenso viele auf Adoptionen spezialisierte Anwälte, aber eine gute Unterstützung bei Problemen, die nach dem Adoptionsprozess auftreten, wird schmerzlich vermisst. In der San Francisco Bay Area, dem fünftgrößten Ballungsraum in den USA mit mehr als 8 Millionen Einwohnern und einem großen internationalen Anteil von Familien mit Adoptivkindern, gibt es nur eine Handvoll Therapeuten, die sich auf solche Fälle spezialisiert haben. Insbesondere wenn man sich der Bedeutung des Adoptionshintergrunds nicht bewusst ist, ist es reiner Zufall, ob man an so einen kompetenten Therapeuten gerät.

Wenn es mir nur gelungen wäre, jemanden ausfindig zu machen, der Casey wirklich verstanden und mit ihr eine Beziehung aufgebaut hätte, wie es keiner der von uns beauftragten Therapeutinnen gelungen ist, dann hätte Casey sich womöglich anvertraut und geöffnet. Oder wenn Casey bereit gewesen wäre, an einer Gruppentherapie mit anderen adoptierten Teenagern teilzunehmen, hätte sie sich vielleicht nicht so auf sich allein gestellt gefühlt – selbst wenn sie ausschließlich zugehört hätte. Die wenigen Hinweise, auf die wir nach ihrem Tod gestoßen sind, lassen vermuten, dass sie nach Austausch mit anderen Teenagern suchte, die sich in einer ähnlich schwierigen Lage befanden. Sie suchte durchaus eine Verbindung zu anderen Menschen.

Ich unterhielt mich ausführlich mit der kanadischen Therapeutin Jane Brown, die eine Adoptivtochter aus China hat. Als das Kind neun Jahre alt war, verordnete sein Psychotherapeut ein sogenanntes Phasenprophylaktikum, ein Medikament, um die extremen Stimmungsschwankungen des Mädchens in den Griff zu bekommen. Innerhalb einer Woche schlug diese Behandlung an und die Wutanfälle ebbten ab. Nachdem die Tochter auf diese Weise einigermaßen beruhigt war, konnte man mit der eigentlichen psychotherapeutischen Behandlung beginnen.

Ich hatte eine medikamentöse Behandlung für Casey wegen der Nebenwirkungen immer nur als letztes Mittel in Erwägung gezogen. Hätten sich die Dinge anders entwickelt, wenn wir früher damit begonnen hätten als im Alter von siebzehn?

»Diese Kinder werden immer anfälliger sein und sensibler auf Stress reagieren, doch sie können lernen, damit umzugehen. Medikamente können durchaus hilfreich sein«, meinte Brown. »Die Bindungsstörung ist sicher ein wichtiges Element in dem Puzzle, aber sie ist nicht das ganze Puzzle.«

Immerhin haben wir die Grundregel befolgt, die mir Nancy Verrier bestätigt hat: Drohe niemals damit, dein Kind im Stich zu lassen. Dabei war es nicht so, dass wir nicht auch überlegt hätten, Casey zeitweise in eine Rehabilitation oder in eine Erziehungseinrichtung zu stecken, wie andere Eltern es auch taten. Aber bei dieser Überlegung stand nicht ausschließlich Casey, sondern auch die finanzielle Erwägung im Raum: Gute Erziehungsanstalten sind genauso teuer wie private Elite-Colleges.

Wenn es uns gelungen wäre, wenigstens eine der Erziehungsmethoden, von denen wir erst zu spät erfahren haben, umzusetzen; wenn wir jede sich bietende Gelegenheit genutzt hätten, ihr das Gefühl zu vermitteln, wie viel sie uns bedeutete; wenn wir auf ihre Drohung »Dann bring ich mich eben um« nicht mit Schweigen, sondern mit einem leidenschaftlichen Appell, wie sehr sie uns dann fehlen würde, reagiert hätten – dann hätte Casey am Leben bleiben können.

Was passiert ist, hätte nicht passieren müssen.

Ray Kinney sagte mir, dass die emotionalen Folgen eines Aufenthaltes in einem Waisenhaus nie wirklich ausradiert werden können. »Aber die Kinder können lernen, mit ihren schmerzvollen Erinnerungen so umzugehen, dass nicht ihr ganzes Leben davon bestimmt wird.«

Sicher hätte auch Casey lernen können, ihre Gefühle und ihre innere Welt zu beherrschen und damit umzugehen. Dann wäre sie aufs College gegangen mit einem gesunden Selbstbewusstsein und mit der Sicherheit, dass sie Eltern hatte, auf die sie sich verlassen und denen sie jederzeit vertrauen kann.

FÜNFUNDZWANZIG

Am Schluss blieben immer noch viele Fragen. Wo könnte ich Antworten finden?

Mein erster Vorstoß richtete sich an eine Adoptionsgruppe, die Adoptionen polnischer Kinder unterstützte und regelmäßig gesellige Zusammenkünfte für die adoptierten Kinder und ihre Familien in den Vereinigten Staaten organisierte. Ich ging davon aus, dass diese Gruppe verständnisvoll und hilfsbereit reagieren würde. Doch auf meine Anfrage erhielt ich lediglich folgende kühle, ja geradezu abweisende Antwort der Direktorin:

»Ich vermittle seit zweiundzwanzig Jahren Adoptionen aus Polen. Meine eigenen beiden Kinder kamen aus dem gleichen Waisenhaus wie Ihre Tochter und keines der Mädchen hatte solche Probleme wie Ihre Tochter.«

Und so ging es weiter:

»Ich habe Ihre Bitte um ein Gespräch über unser Adoptionsprogramm an unsere Anwältin in Warschau weitergeleitet. Sie wird Ihren Vorschlag mit den offiziellen Stellen in Warschau erörtern und uns dann Vorschläge machen, wie wir weiter verfahren sollen. Bitte nehmen Sie keinen Kontakt mit unseren Koordinatoren auf.«

Einige E-Mails, in denen ich um Aufklärung bat, was das alles zu bedeuten habe, blieben unbeantwortet.

Wollten sie nicht weiter behelligt werden? Mir ging es nur um ein paar Auskünfte. Ich setzte sie in keiner Hinsicht unter Druck und veranstaltete auch keine Hexenjagd. Ich war nur ein um seine Tochter trauernder Vater auf der Suche nach Antworten.

Mein nächster Kontakt war eine Gruppe, die sich auf Adoptionen aus Osteuropa und Russland spezialisiert hatte. Ihre erste Reaktion war verhaltener, ihre Skepsis aber durchaus spürbar:

»Zwar habe ich Verständnis für Ihr Anliegen, Auskünfte und Informationen zu erhalten, doch Ihrer Bitte, Ihnen Gesprächskontakte zu unseren Adoptivfamilien zu vermitteln, kann im Moment leider nicht entsprochen werden. Der Schutz der Privatsphäre unserer Mitglieder steht für uns an oberster Stelle. Es gibt heutzutage leider zu viele Scheinanfragen, typischerweise via E-Mail. Die gewünschten Informationen sind auf anderen Wegen leicht erreichbar, sodass Ihre Anfrage nicht als gerechtfertigt anerkannt werden kann.«

Da ich also über E-Mails nicht vorankam, rief ich bei verschiedenen Adoptionsgruppen in der San Francisco Bay Area an und sprach auf deren Anrufbeantworter, erhielt aber nie einen Rückruf. Allmählich wurde mir klar, dass sie alle nichts mit mir zu tun haben wollten. Das hatte ich nicht erwartet.

Zwar betrieb ich meine Recherchen zu Caseys Leben und Tod weiter, aber allmählich wurde mir ein Umstand immer deutlicher, hinter dem letztlich eine bittere Ironie steckt: Keiner der Verantwortlichen und keine der mit Adoptionen befassten Institutionen verfolgen bewusst bösen Absichten, aber etliche ihrer Maßnahmen und Entscheidungen haben oft schlimme Folgen.

Alle wollen zwar das Beste für die Kinder – aber letztlich kommt es mir so vor, als ob alle Beteiligten irgendwie daran scheitern.

Dabei müsste es gar nicht so sein, und allmählich verändert sich auch einiges rund um das Thema. Neue Therapien und Erziehungsmethoden finden zunehmend Verbreitung. Dr. Marvin ist zuversichtlich, dass neue Konzepte und Methoden dazu beitragen werden, die negativen Auswirkungen früher Trennung der Kinder von ihren Eltern und der Aufenthalte in den verschiedenen Institutionen zu vermindern. »Die Lage ist ähnlich komplex wie bei Alkoholkranken oder bei Menschen mit einer Posttraumatischen Belastungsstörung«, meinte er. »Aufgabe der Eltern ist es, dem Kind weitestgehende Unterstützung zu gewähren und zu akzeptieren, dass so ein Kind sich anders entwickelt als andere Kinder ohne eine solche Schädigung. Im übertragenen Sinne wird das Kind die Unterstützung wie eine Prothese zur Selbstregulierung und zur Selbstheilung verwenden.«

Veränderungen im Adoptionssystem müssten aber früher ansetzen. Ray Kinney berichtet, dass adoptionswillige Paare über die mit dem Kind verbundenen Risiken inzwischen besser informiert werden. Er führt ausführliche Gespräche mit den Anwärtern, bevor sie ein Kind adoptieren, und versucht, genaue Anweisungen und Ratschläge zu geben, wie man mit dem Kind besonders am Anfang umgehen sollte. Vor allem sollte Eltern stets bewusst sein, dass das Kind bereits ein eigenes Leben hatte, das ganz anders war, bevor es von den neuen Eltern angenommen wurde. »Es ist ein Riesenunterschied, wenn man zu den Adoptiveltern schon einen guten Kontakt aufgebaut hat, bevor sie überhaupt ins Flugzeug steigen«, meint er.

Inzwischen erfuhr ich aus Polen, dass sich auch dort die Dinge ändern; man geht weg von den anstaltsmäßigen Waisenhäusern hin zu Pflegeheimen, wo die Kleinen in einem viel kindgerechteren Rahmen leben und eine engere Bindung an ihre auch menschlich engagierten Pflegerinnen aufbauen können. Sogenannte offene Adoptionen mit mehr Mitspracherecht der natürlichen Eltern über die Zukunft ihres Kindes werden zunehmend auch von den künftigen Adoptiveltern akzeptiert. Vorerst gilt das aber nur für Adoptionen innerhalb Polens.

Ein Verantwortlicher schilderte mir am Beispiel einer werdenden Mutter, wie sie dabei vorgehen: Er und seine Mitarbeiter erörtern mit der jungen Frau ausführlich die Vor- und Nachteile, wenn sie das Baby behielte oder wenn sie es zur Adoption freigebe; eventuell entscheiden sie dann gemeinsam, dass eine Adoption der bessere Weg sei, und entwerfen ein Profil von der Familie, die sich die Mutter für das Kind wünschte. In einem polnischen Online-Forum wird dann nach einem Elternpaar gesucht, das womöglich zu diesem Profil passt.

Ganz ähnlich wie bei einer offenen Adoption in den USA wird ein Treffen zwischen der Mutter und den infrage kommenden Adoptiveltern vereinbart, damit sie einander kennenlernen können. Bereits vor der Geburt, aber auch danach besucht die Mutter die Adoptiveltern in dem neuen Zuhause des Kindes und die Übergabe wird so arrangiert, dass der emotionale Stress für alle Beteiligten möglichst gering bleibt. Die Mutter hat in manchen Belangen ein Mitspracherecht bezüglich des neuen Zuhauses des Kindes. Sobald das Kind in der Lage ist, das zu verstehen, wird es darüber aufgeklärt, dass es nicht einfach weggegeben oder im Stich gelassen wurde, sondern in eine Familie kam, wo man ihm ein Leben bieten konnte, wie es die Mutter für das Kind wünschte.

Über sechzehn Jahre lang habe ich mir immer wieder Gedanken über Caseys natürliche Mutter gemacht. Auch wenn Casey selbst angeblich kein Interesse hatte, hätte ich zu gern gewusst, wie sie war, hätte gerne ihre Eigenarten beobachtet, zugehört, wie sie spricht, und vielleicht sogar Caseys Geschwister kennengelernt. In welcher ähnelten sie Casey?

Ich hätte gern gewusst, wer dieses Kind auf die Welt gebracht hat, das uns so viel Freude schenkte und unsere Geduld bis zum Äußersten strapazierte. Ich wollte sie fragen, warum sie gerade Casey freigegeben hat und nicht eines ihrer anderen Kinder, und ich hätte gern gewusst, wer Caseys Vater war.

Sicherlich hätte sie uns einiges über ihre Tochter sagen können. Vielleicht hätte es den entscheidenden Unterschied ausgemacht, wenn wir mehr über Caseys Hintergrund gewusst hätten.

EPILOG

Noch im Sommer 2008, nur wenige Monate nach Caseys Freitod, schlossen Erika und ich uns einer Bürgerinitiative an, die sich für Gitter oder ähnliche Schutzvorrichtungen an der Golden Gate Bridge einsetzt, um Selbstmorde zu verhindern. Es war zwar allgemein bekannt, dass die Brücke bei Menschen mit Selbstmordabsichten recht »beliebt« ist, aber wir waren doch erstaunt, als wir erfuhren, dass die Golden Gate jedes andere Bauwerk in dieser Hinsicht in den Schatten stellte. Seit ihrer Eröffnung im Jahr 1937 hat es über 1600 Fälle gegeben. Anderen Statistiken entnahmen wir, dass die jährliche Rate seit etwa 2005 zwischen 30 und 44 schwankt. Diese Zahlen verdoppeln und verdreifachen sich, wenn man die Fälle der versuchten Selbstmorde hinzunimmt, bei denen die Menschen gerade noch abgehalten oder gerettet werden. Trotz dieser erschreckenden Zahlen war die öffentliche Meinung in der gesamten Bay Area und auch bei der zuständigen Aufsichtsbehörde seit vielen Jahren strikt gegen solche Sicherheitsmaßnahmen.

Nach einer langen, ausführlichen Debatte stimmten im Oktober 2008 schließlich 14 Direktoren des Aufsichtsgremiums der Behörde bei nur einer Gegenstimme für ein Sicherheitsnetz an der Brücke. Allerdings war das ein schaler Triumph. Es gab nämlich keinen Plan, wie dieses Projekt, bei geschätzten Kosten von 50 Millionen Dollar, finanziert werden sollte.

Es brauchte weitere vier Jahre intensiver Lobbyarbeit, die

von einer großen Koalition aus Familien von Brückenopfern, Psychologen und Psychiatern sowie engagierten Lokalpolitikern vorangetrieben wurde, bis die Senatorin Barbara Boxer aus Kalifornien und Senator James Imhofe aus Oklahoma ein Bundesgesetz initiierten, in dem ein Teil des Geldes für die Anbringung der Sperre bewilligt wurde. Es musste ein Bundesgesetz sein, weil die Brücke Teil der Verkehrswege des Bundes ist. Dieses Gesetz wurde vom Kongress im Juni 2012 verabschiedet.

Im Juni 2014 verabschiedete die für die Brücke zuständige Verwaltungs- und Aufsichtsbehörde einstimmig ein überarbeitetes Gesamtbudget, in das Mittel des Bundes, des Staates Kalifornien und der umliegenden Kommunen einflossen. Der Beginn der Bauarbeiten ist für 2016 geplant, die Fertigstellung wird für 2019 erwartet. Vor allem dem zähen Beharren der Familien von Brückenopfern ist es zu verdanken, dass das Projekt auf der Tagesordnung blieb und nicht im Verwaltungsgetriebe versandete.

Allein seit Caseys Freitod sind mehr als 200 Menschen von der Golden Gate Bridge gesprungen. Jedes einzelne Schicksal ist eine Tragödie, besonders bei jüngeren Menschen.

Jahrelang habe ich sozusagen die Brücke für Caseys Tod verantwortlich gemacht. Hätte es doch nur eine Sperre gegeben! Das war natürlich ein Ablenkungsmanöver. Die viel wichtigere Frage lautet nämlich: Warum fuhr sie überhaupt dorthin – und das nicht nur einmal, sondern zweimal hintereinander? Wir werden die Wahrheit nie wirklich erfahren – was auch damit zu tun hat, dass Casey bis zu diesem Zeitpunkt nicht gründlich untersucht und keine umfassende Diagnose gestellt worden war. Der Ursprung ihrer komplexen seelischen Probleme liegt mit großer Wahrscheinlichkeit in ihrer frühen Kindheit, und diese Probleme haben sich ständig verstärkt und verschärft durch all die wohlmeinenden, aber im Grunde ahnungslosen und auch wenig sachkundigen Menschen um sie herum, angefangen bei den Fürsorgerinnen im Waisenhaus über die Therapeuten bis hin zu uns selbst, ihren Eltern.

Mittlerweile weiß ich, dass die Trennung eines Kindes von der Mutter ein traumatischer Einschnitt ist – in beider Leben. Wie sollte es denn auch anders sein? Eine Adoption ist sehr viel komplexer und risikobehafteter, als wir bisher dachten. Oft fehlen verlässliche Informationen über die Geburt, während die Familienanamnese häufig im Dunkeln bleibt. Dabei können auch Alkoholkonsum, Drogeneinnahme oder Geisteskrankheiten bei den biologischen Eltern oder Vorfahren eine Rolle spielen.

Etliche Ärzte und Therapeuten stehen der Tendenz, bei Adoptivkindern mit Problemen gleich von Bindungsstörung zu sprechen, skeptisch gegenüber. Bei Waisenkindern als statistischer Gruppe treten Lern-, Gefühls- und Verhaltensstörungen zwar häufiger auf als bei Kindern, die bei ihren biologischen Eltern leben, aber nicht jedes adoptierte Kind leidet notwendig an den Folgen der erlittenen Verluste. Viele fügen sich nahtlos in ihr neues Leben ein und führen auch später ein vollkommen harmonisches, produktives Leben in ihren wunderbaren Adoptivfamilien. Kinder können erstaunlich widerstandsfähig und anpassungsfähig sein.

Erst als meine Mutter nach einem Schlaganfall im Oktober 2012 verstarb, bekam ich zum ersten Mal ahnungsweise ein Gefühl dafür, was es bedeutet, verwaist zu sein. Mein Vater war bereits 2005 gestorben, aber nun, da meine beiden Eltern tot waren, erfasste mich in dem Moment, als ich die Todesnachricht bekam, ein Gefühl der Angst, Einsamkeit und Verwundbarkeit. Nachdem nun beide Eltern fort waren – wer sollte sich jetzt um mich kümmern? Das war natürlich Nonsens, denn schließlich war ich ein erwachsener, über fünfzigjähriger Mann. Aber man stelle sich ein verängstigtes kleines Kind in dieser Situation vor. Und machte es nicht alles noch schlimmer, wenn dieser radikale Einschnitt gar nicht die Folge eines natürlichen oder schicksalhaften Todes war? Caseys natürliche Eltern lebten ja noch. Sie waren irgendwo in Europa, hatten vielleicht weitere eigene Kinder, nur Casey war im Stich gelassen worden. Das war die elementare Situation, in die meine Tochter hineingeboren worden war.

Erika und ich können nicht noch einmal von vorn anfangen. Wir können keine zweite Casey haben. Aber wir hoffen, unsere Geschichte und die Lektionen, die wir daraus gelernt haben, helfen anderen Familien – und vor allem ihren Kindern, die wie unsere Casey einsam sind und sich verzweifelt nach einem Ausweg sehnen.

DANKSAGUNG

Der erste Entwurf dieser Geschichte war ein 450-Seiten-Wälzer eines in tiefer Trauer versunkenen Vaters. Dann lernte ich Adair Lada kennen. Sie war früher Kolumnistin bei der Tageszeitung *San Francisco Chronicle*, hat zahlreiche Bücher verfasst und veranstaltet regelmäßig Schreibseminare im Wohnzimmer ihres schönen Altbaus in San Francisco. Sie erkannte als Erste die eigentliche Geschichte, die in dem Manuskript steckte und die ich selbst gar nicht wahrgenommen hatte: Ich suchte nach einer Erklärung für Caseys Freitod, was mich dann in eine ganz andere Richtung führte, nämlich zu den Bindungsstörungen, die Babys als Folge frühkindlicher Traumata davontragen. Für ihre Einsicht und ihre Ratschläge schulde ich Adair großen Dank.

Mein tief empfundener Dank geht auch an das Team des Scribner-Verlags, das dem Projekt noch einmal eine ganz neue Richtung gab. Adene Corns ertappte mich sozusagen beim Lesen in unserer Gemeindebibliothek in Fairfax; Roz Lippel, das Lektorat und die Hersteller bei Scribner in New York formten dann mit hoher Professionalität aus dem Text ein Buch, das sich auf jedem Bücherregal sehen lassen kann. Scribner glaubte an dieses Projekt auch dann noch, als alle anderen längst abgewinkt hatten. Es passiert nur sehr selten, dass man als Autor mit seiner Erstveröffentlichung gleich bei einem der renommiertesten Verlage landet, aber manchmal hat man eben auch Glück.

Mein herzlicher Dank geht auch an die Experten für Adoptionen und für psychologische Probleme im Zusammenhang mit Bindungsstörungen, die unermüdlich auf meine E-Mails und Anrufe reagiert haben und sich sogar die Zeit für ausführliche Gespräche genommen haben – Dr. Robert Marvin, Ray Kinney, Dr. Gregory Keck, Nancy Newton Verrier, Heather Forbes, Jane Brown und Amy Klatzkin. Dank unserer zufälligen Online-Bekanntschaft ermöglichte mir Vic Magnet von Agape Trust in Paslek in Polen umfassende Einblicke in das polnische Waisenhaussystem.

Caseys vielen Freunden werde ich auf ewig dankbar sein, wie taktvoll sie uns in der Zeit nach Caseys Selbstmord begleitet haben und zur Seite standen. Wir versammeln uns seither jedes Jahr aus Verbundenheit und zum Gedenken, zur gegenseitigen Unterstützung und weil es uns auf ganz unspektakuläre Weise einfach Freude macht. Das ist ein Tag im Jahr, auf den Erika und ich uns wirklich freuen.

Schließlich danke ich Erika dafür, dass wir zusammengeblieben sind und unser Bestes tun, um dieses andere Leben ohne unsere Casey zu bewältigen.